漫话
精神疾病

主　　审　吴欣娟　李继平

总 主 编　蒋 艳　唐怀蓉

主　　编　孟宪东　王 旭

副 主 编　谢 伟　黄雪花　黄 霞

编　　者（按姓氏笔画排序）

马 玲　王 旭　文守琴　刘 奇　刘 玲

李张燕　杨 涛　吴 霜　汪燕苹　张宇珊

孟宪东　黄 霞　黄雪花　银 燕　谢 伟

绘画名单（按姓氏笔画排序）

李 欣　庞 忻　徐丽莎

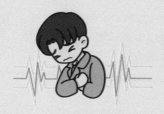

人民卫生出版社
·北京·

图书在版编目（CIP）数据

漫话精神疾病 / 孟宪东，王旭主编. —北京：人民卫生出版社，2021.11

（临床护理健康教育指导丛书）

ISBN 978-7-117-32387-1

Ⅰ.①漫⋯ Ⅱ.①孟⋯②王⋯ Ⅲ.①精神病–诊疗

Ⅳ.①R749

中国版本图书馆CIP数据核字（2021）第232225号

| 人卫智网 | www.ipmph.com | 医学教育、学术、考试、健康，购书智慧智能综合服务平台 |
| 人卫官网 | www.pmph.com | 人卫官方资讯发布平台 |

漫话精神疾病

Manhua Jingshen Jibing

主　　编：	孟宪东　王　旭
出版发行：	人民卫生出版社（中继线 010-59780011）
地　　址：	北京市朝阳区潘家园南里 19 号
邮　　编：	100021
E - mail：	pmph @ pmph.com
购书热线：	010-59787592　010-59787584　010-65264830
印　　刷：	保定市中画美凯印刷有限公司
经　　销：	新华书店
开　　本：	710×1000　1/16　印张：10
字　　数：	169 千字
版　　次：	2021 年 11 月第 1 版
印　　次：	2022 年 1 月第 1 次印刷
标准书号：	ISBN 978-7-117-32387-1
定　　价：	59.00 元

打击盗版举报电话：**010-59787491**　E-mail：**WQ @ pmph.com**
质量问题联系电话：**010-59787234**　E-mail：**zhiliang @ pmph.com**

序

　　健康是立身之本，全民健康是立国之基。落实《"健康中国 2030"规划纲要》精神，提升健康素养已成为提高全民健康水平最根本、最经济、最有效的措施之一。为满足大众日益增长的健康需求，提高护理人员对患者及家属健康宣教的效果，四川大学华西医院护理部组织编写了"临床护理健康教育指导丛书"。

　　该套丛书兼顾不同受众人群的健康需求特点，以十个临床常见专科或系统的疾病护理为落脚点，由临床一线护理人员绘制原创科普漫画，把专业、晦涩的专科理论转变为通俗易懂的图文知识。整套丛书紧贴临床、生动有趣、深入浅出，翔实地介绍了常见疾病健康宣教知识，真正做到了科普服务于临床、服务于读者，是一套不可多得的、兼具临床健康教育指导及健康知识科普的读物，适于护理人员、患者及家属阅读。

　　在丛书即将面世之际，愿其能有助于提升临床护理工作者科普宣教能力，为专科护理人才队伍建设和优质护理服务质量提升作出重要贡献。同时，也希望这套丛书能帮助广大患者及家属了解疾病基础知识及康复措施，为健康中国战略的推进贡献力量。

李卿

2021 年 2 月

前　言

　　精神疾病属慢性病，需较长期的治疗与康复，在此过程中患者及家属对疾病的自我管理居于重要地位，而管理的效果则与其所具备的疾病知识直接相关。目前，患者及家属的疾病相关知识主要来源于医务人员、网络资源、病友交流、专业书籍等，这其中与医务人员直接交流所获取的知识更为及时、准确，且针对性强。鉴于现有工作模式，医务人员与患者及家属的交流场所主要限于医疗机构内，但临床护理工作紧张、繁忙，护理人员难以有更多时间为患者提供更为详尽的健康教育。因此，如何指导护理人员在较短时间内为患者提供更为精准的疾病相关的关键信息，是值得思考的问题，这也是编写本书的初衷。

　　本书编者均为四川大学华西医院心理卫生中心工作人员，所写内容也是基于临床工作的总结，具有客观、真实、实用性强的优点。全书采用文字与漫画相结合的方式，将常见精神疾病的健康教育要点进行凝练，既利于护理人员掌握，也利于临床实际应用。全书共 8 章，包括精神分裂症、抑郁症、焦虑障碍、强迫症、进食障碍、睡眠障碍、精神活性物质所致精神障碍、注意缺陷多动障碍。每章围绕疾病解析、自我管理及照护者支持进行描述，力争用有限的文字让读者对相关疾病健康教育的要点有较为全面的了解。

　　感谢成都快乐小清智能科技公司为本书更加科普化所作的工作。虽然编者们力求精益求精，但限于时间和水平，书中难免有不足之处，还望各位读者批评、指正。

孟宪东　王旭

2021 年 8 月

目 录

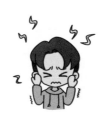

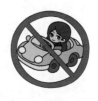

第二章
漫话抑郁症——
「心向阳光，凝望深渊」

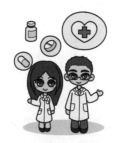

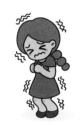
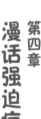
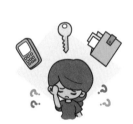

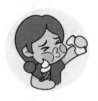

第五章
漫话进食障碍——
「失控的食欲」

第三节　照护者支持

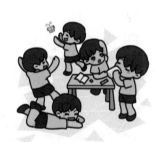

第八章　漫话注意缺陷多动障碍——"不停歇的小马达"

第一节　疾病解析

第二节　照护者支持

参考文献

第一章

漫话精神分裂症——「虚幻与现实」

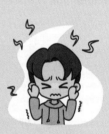

第一节 ▶ 疾病解析

一、什么是精神分裂症？

精神分裂症是常见的精神病性障碍，主要症状包括幻觉、妄想、言语或行为紊乱，以及情感平淡、少语、社交退缩等阴性症状。当一个人出现上述至少 2 种症状，且这些症状持续 1 个月以上时，就可诊断为精神分裂症。

二、精神分裂症有哪些表现？

（一）幻觉

幻觉是一种虚幻的知觉，在现实中并不存在某种事物的情况下却感知到该事物的存在。常见的幻觉有幻听、幻视、幻嗅和内脏幻觉等。

1. 幻听　听见多种多样的、个人当下所处环境中不存在的声音。可以是单调的声音，如鸟叫、虫鸣、水流声等，也可以是复杂的声音，如人说话或唱歌的声音。要求个体做事的声音被称为命令性幻听，会听到有声音让自己逃跑、自伤、伤人等，危险性大。

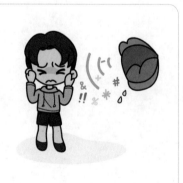

2. 幻视　看见当前环境中不存在或幻想中的事物或景色，形象常常生动、鲜明。如看见墙上有壁虎在爬、房间里有龙在飞舞等。

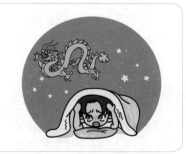

3. 幻嗅　闻到实际所处环境下没有的气味，如腐烂食物的气味、烧焦化学物品的气味等。

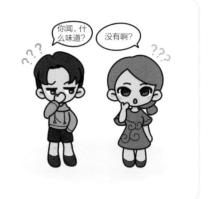

4. 内脏幻觉　感觉身体内部某一部位或某一脏器出现异常的虚幻的知觉体验，如感觉骨头里有虫爬、肠道扭转等。

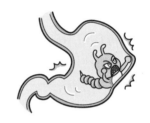

（二）妄想

妄想是一种在病理基础上产生的、个体坚信不疑的不合理信念。妄想与普通不合理信念的区别和相同之处在于：两者均与事实不符、缺乏客观现实基础，但妄想不能被客观现实证据或推理说服。妄想内容与个体具有利害关系，是个体独有的心理现象，并且与个体的文化背景和经历有关，通常有浓厚的时代色彩。常见的妄想有被害妄想、关系妄想、嫉妒妄想、物理影响妄想。

1. 被害妄想　坚信自己被某些人或某组织迫害，如在饭菜、饮水中下毒等，因而时常表现紧张、害怕。

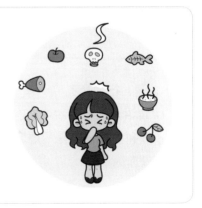

2. 关系妄想　将环境中不相干的事物与自己联系起来，如认为他人说话是在议论自己，路人的眼神是对自己的蔑视，并因此感到愤怒。

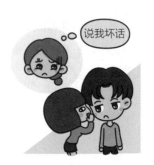

3. 嫉妒妄想　没有任何现实依据而坚信配偶对自己不忠，因而翻看配偶的私人信件，或跟踪、监视配偶的日常活动。

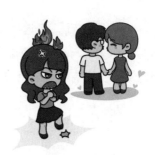

4. 物理影响妄想　又称被控制感，即感到自己的思想、情感、意志行为受到某种外界力量的控制而身不由己，表现为个体声称被红外线、脑电波或某种特殊的先进仪器控制。

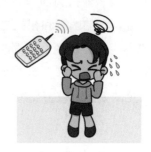

（三）言语、行为紊乱

1. 言语紊乱　说话缺乏连贯性和逻辑性，没有条理和重点，前言不搭后语，颠三倒四，让人难以理解。

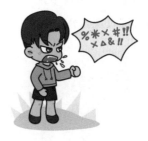

2. 行为紊乱 在幻觉、妄想等症状的影响下出现与当前处境不符的行为，如独处时无故发笑、自言自语。

（四）阴性症状

阴性症状包括情感淡漠、意志缺乏、少语、社交退缩和快感缺乏。这类症状不太引人注意，患者常常面无表情，不喜与人交流、来往，表达情感或在生活中寻找乐趣的能力明显衰退或丧失。

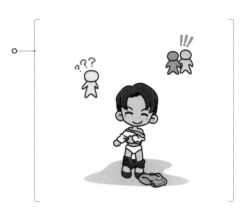

1. 情感淡漠 对外界刺激缺乏相应的情感反应和内心体验，表现为对亲人、朋友和周围发生的事漠不关心。

2. 意志缺乏 对任何活动都缺乏兴趣和要求，生活处于被动状态，如发病时不主动参与任何活动、常常坐着发呆。

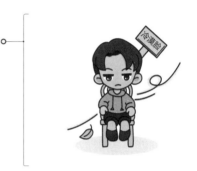

三、精神分裂症对人有哪些影响？

（一）躯体方面

1. 肥胖 除疾病本身对内分泌系统有影响外，阴性症状使患者活动减少，加之服用抗精神病药物后可能出现食欲增加，导致体重增加。

2. 心脑血管疾病 疾病造成不良生活方式，如懒散退缩、少动、饮食不节等，导致罹患心脑血管疾病的可能性增加。

3. 感染的风险 与患病后生活懒散、不料理个人卫生有关。

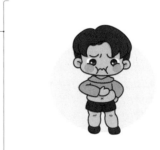

（二）心理方面

1. 病耻感　因言语、行为异常，或社会对于精神分裂症的不了解，使患者在日常生活中遭受歧视、贬低与排斥，感到羞耻、自尊受损。

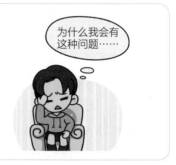

2. 负性情绪

（1）命令性幻听、议论性幻听出现时，可能导致患者出现愤怒、害怕、悲观等情绪。

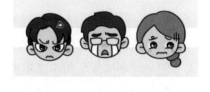

（2）当被害妄想出现时，患者会害怕、紧张。

（3）嫉妒妄想出现时，患者敏感、易怒。

（三）社会功能

1. 社交隔离　症状导致孤僻、不与社会交往、不敢见人、不能与他人友好相处，形成社交隔离。

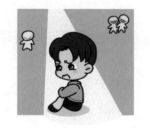

2. 学习能力下降　与注意力、记忆力下降有关。

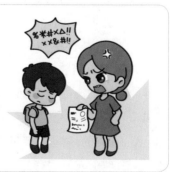

3. 工作能力下降　因社交能力下降、注意力分散、思维贫乏等症状，导致工作能力下降。

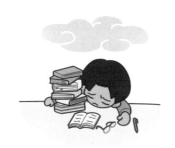

四、精神分裂症如何治疗？

（一）药物治疗

药物治疗是治疗精神分裂症最主要的方法，能缓解和控制幻觉、妄想、异常行为等症状。

1. 药物的选择

（1）抗精神病药物有多种，具体选用哪种药物，需要医生综合考虑患者的疾病症状、严重程度、既往药物疗效、不良反应以及经济条件等因素来决定。

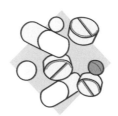

（2）药物剂型有两类，包括口服药及长效针剂。传统的精神病药物有氯丙嗪、氟哌啶醇等。新型抗精神病药物主要为利培酮、氯氮平、奥氮平、喹硫平、阿立哌唑。对于不能坚持服药的患者，可以在医生指导下使用抗精神病药物长效针剂，如棕榈酸帕里哌酮注射液，2~5周注射一次，可在体内缓慢释放药物，起到稳定的治疗作用。

2. 药物副作用如何处理？

（1）体重增长：部分抗精神病药物能使患者食欲增加、体重增长，需控制。

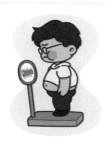

（2）便秘：部分抗精神病药物使肠蠕动减慢，腺体分泌减少。多食含纤维素丰富的水果蔬菜，适当增加运动，以促进肠蠕动。

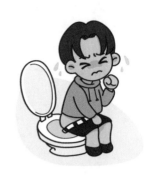

（3）锥体外系反应：服药或打针后，如出现不由自主"翻白眼"、说话"大舌头""歪脖子"，或者坐立不安、双手不自主抖动等情况，考虑发生锥体外系反应，需要立即就医，在医生的指导下处理。

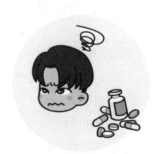

（二）心理治疗

心理治疗是一种以助人、治病为目的，由专业人员实施的人际互动过程。治疗师利用精神医学及心理学原理，通过谈话、非言语沟通及特意安排的情境，改变患者的心理状态和行为，以达到减轻痛苦、适应社会、促进康复的目的。不同阶段的患者，心理治疗重点不同。

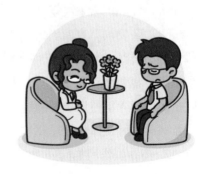

1. 急性期的患者　受幻觉、妄想等症状的影响，主要倾听患者诉说，适当给予疏导、支持和安慰。

2. 治疗期的患者　幻觉、妄想等症状基本控制，重建认知和健康行为。

3. 恢复期的患者　日常生活技能训练、学习行为训练、就业行为训练以及社交功能训练。

（三）无抽搐电休克治疗

无抽搐电休克治疗又称改良电休克治疗，是指从静脉注射肌松剂和麻醉剂，在全麻的状态下用短暂适量的电流刺激大脑，以达到控制精神症状的治疗方法。

1. 哪些精神分裂症患者适合做无抽搐电休克治疗呢？

（1）有极高的自伤或者伤人风险者。

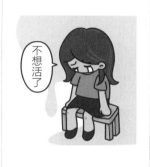

（2）存在拒食、违拗等症状和紧张性木僵者。

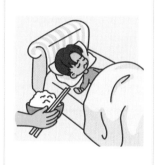

（3）药物治疗无效或对药物治疗不耐受者。

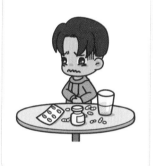

2. 无抽搐电休克治疗有哪些常见的不良反应？

（1）头痛：少数患者在治疗结束后可出现轻微的头痛，通常休息数小时后自行消失，一般不需要处理。

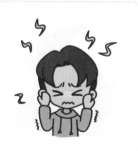

（2）恶心：较少见，少数患者可能继发于头痛之后，可能是麻醉剂的不良反应，通常休息之后会好转。

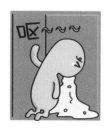

9

（3）记忆力下降：可逆性的记忆力减退，治疗后数天至数月可自行恢复。

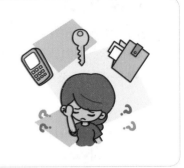

（四）无抽搐电休克治疗安全吗?

1. 无抽搐电休克治疗是一项安全性较高、并发症少、见效快的物理治疗方法。

2. 治疗前需要完成心电图、脑电图、血液生化、胸片等检查，以保证治疗中的安全。

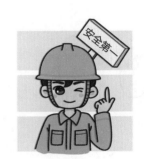

3. 治疗当天按照医护人员通知，禁食禁饮，排空大小便，做好头部清洁。

4. 治疗前后 2 小时监测患者生命体征、禁食禁饮。

五、为什么会得精神分裂症?

精神分裂症是由多种原因导致的精神疾病，有些因素与精神分裂症发病的风险增高有关，有些因素是相互作用，总体而言，是由于大脑功能紊乱导致精神活动失去正常情况下的协调性。

1. 遗传因素　遗传因素在精神分裂症的发病原因中起重要因素，亲属中患病率高于普通人群，而且血缘关系越近，患病率越高。

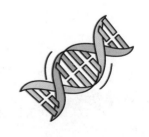

2. 神经发育异常　在个体发育的早期由于遗传和环境因素的相互作用，影响了大脑特定区域（额叶等）的发育，导致神经发育的异常。

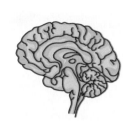

3. 感染　感染因素能影响中枢神经系统，产生精神障碍，如梅毒、艾滋病、弓形虫感染、单纯疱疹性脑炎、慢性脑膜炎等。这些细菌、病毒、寄生虫感染，不论发生在子宫内，还是儿童或是成年以后，都可能透过血脑屏障进入大脑，产生一系列精神神经症状。

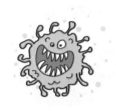

4. 社会心理因素　各种不良的生活事件所引起的应激能促发精神疾病的突然发作，如婚姻、学习、工作场所中的人际关系等。有些人格障碍与精神障碍关系十分密切，如强迫性格的人容易患强迫症。

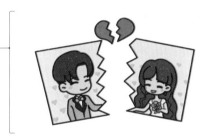

第二节 自我管理

幻觉、妄想是精神分裂症常见的精神病性症状，不仅给患者带来不适的体验，还会影响其社会功能。症状的自我管理可有效地提高患者的自我照顾能力，使患者逐步恢复正常生活。

一、如何管理幻听?

（一）识别幻听

采用录音、询问他人、定位声音三种方法来识别和验证幻听。

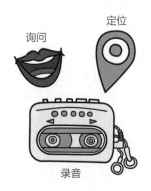

1. 录音　准备好录音机和笔记本，当听见声音时打开录音机录音，并在笔记本上记录听见的声音内容，幻听结束后回放录音并查看记录，辨别录音与记录是否一致。

2. 询问他人　寻找信任的亲人或医务人员，在幻听出现时询问选定的声音辨识者是否听见同样的声音，通过现实检验，帮助识别幻听。

3. 定位声音　通过变换自己的地理位置，检验听见的声音有没有变化。

（二）改变对幻听的认知

在能够识别听到的声音是幻听的基础上，通过参与健康宣教方法了解幻听相关知识，接纳幻听的存在。

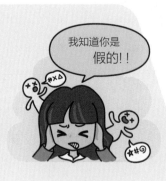

（三）学习幻听应对技巧

1. 分散注意力 通过唱歌、听音乐、看电视、玩游戏、给朋友打电话等方式，分散对幻听的关注。

2. 制作应对卡 应对卡的内容包括幻听带来的问题以及可以采取的应对方式（表1-1）。

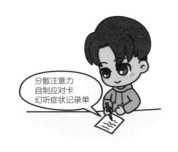

分散注意力
自制应对卡
幻听症状记录单

表1-1 应对卡

问题	应对方式
听见声音骂自己：你是坏人，没人喜欢你	1. 找出自己的优点 2. 听音乐、看电视 3. 找亲人朋友聊天 4. 做自己喜欢的事情

3. 填写幻听症状记录单 记录幻听出现的时间、具体内容，分析自己的想法和应对策略，积累有效应对经验（表1-2）。

表1-2 幻听症状记录单

问题 / 症状	幻听的内容
日期 / 时间 / 形式？	8月2日下午，和家人聊天时
你的感受是什么？	害怕、烦躁
你的想法是什么？	幻听为什么反复出现？
你当下的状态怎样？	平静，反复思考幻听的内容
你的应对策略？	继续听声音或寻找其他方法

二、如何管理妄想?

(一)了解妄想信念的发展

通过自我提问的方式了解妄想信念的发展。可以问自己以下问题:

1. 什么时候开始注意有些事与众不同?

2. 注意到什么事?

3. 持续多长时间?

4. 周围有人吗?

5. 问过周围的人对于你注意的事的看法吗?

6. 向别人求助过吗?

以从 0 到 100 的数字来确认自己对于以上这些信念的确信程度:"0"代表完全不相信,"100"代表坚信不疑、不会因任何解释而改变。

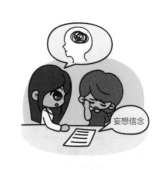

(二)找出反对当前信念的证据

通过回忆近期妄想的起源、经过、生活事件,分析为什么会有如此坚定想法,然后试着找出支持和反对这种想法的依据,学着区分现实和非现实的思想。

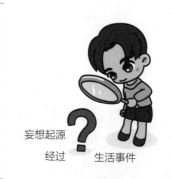

(三)可替代的解释

试着换个角度看问题。可以自我提问:不合理的信念是什么?有哪些影响?如果不去这样思考问题,生活将变成怎样?

(四)现实检验

当对自己信念有疑问时,进行"行为试验"来收集证据。例如,觉得有人开车跟踪自己时,可以通过收集车牌等相关信息来验证。

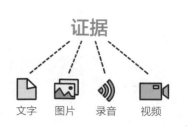

（五）自我交谈

学习用"自我交谈"方式来合理谈论妄想或声音。例如，当感到焦虑时便听到"魔鬼的声音"，此时可以告诉自己："他们不会伤害我，如果我试着放松下来，会变得很好"。

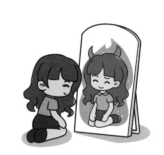

三、患精神分裂症如何恢复正常生活？

精神分裂症经过系统治疗、病情稳定后，为了促进社会功能恢复、尽早回归社会，需要进行精神康复训练。

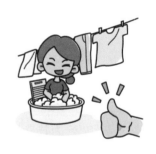

（一）日常生活行为的技能训练

根据病情不同，采取不同训练措施。对慢性精神分裂症患者，着重训练个人卫生、饮食、衣着行为；对于社会功能良好的患者，更多是给予督促与引导。

（二）学习行为的技能训练

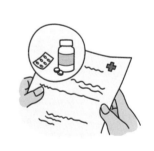

1. 药物自我管理

（1）了解药物治疗对预防疾病复发的重要性，自觉接受药物治疗和药物自我管理的训练。

（2）学习有关精神药物的知识，了解药物的作用及不良反应。

（3）学习药物自我管理方式。例如，每次用药前查对药物名称、剂量，治疗中发生不良反应立即报告家人或者医生，并遵医嘱规范用药。

2. 学习求助的技能　在需要时能及时寻求帮助，并能有效地描述自己存在的问题和症状，及时向家人或者医生求助。

3. 学习文化知识和一般技能　了解时事新闻、卫生常识等，以提高常识水平及培养学习新知识的能力。在回归社会前，可以学习相关技能，如清洗衣物、采购物品、烹饪技术等。

（三）就业行为的技能训练

专业人员结合患者的实际情况，开展不同的行为训练内容，如简单的作业训练、工艺制作活动及职业性劳动训练。

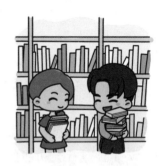

（四）社交行为的技能训练

通过社交行为技能训练，提升自身与他人社交能力，扩大自己的社交圈，包括学会交友、谈话中主动找话题、邀约朋友聚会、与家人和睦相处。

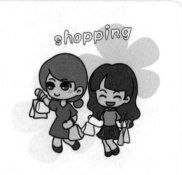

第三节 照护者支持

一、如何帮助精神分裂症患者？

精神分裂症通过及时、合理的诊断与治疗，可使病情得到控制。此时仍需要坚持服药，定期随访，并接受康复治疗。因此，照护者需要在医护人员的指导下学习照护技巧，给予患者温暖和陪伴，帮助患者重建生活技巧，树立战胜疾病的信心和勇气，减少疾病复发，增加社会融入感。

（一）监督患者服药

坚持服药是预防疾病复发的重要措施。照护者应充分认识坚持服药的重要性，按照医生所开的处方单，督促患者按时、按量服用药物。

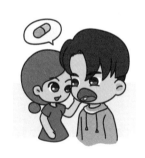

1. 每日协助患者遵医嘱按剂量种类服用药物。

2. 服药期间禁止饮用酒类、咖啡等具有兴奋作用的饮品，以免降低药物疗效。

3. 识别药物副作用，发现异常情况及时就医。

4. 合理保管药物，不要随意给其他人使用。

（二）识别疾病复发的预警症状

对精神分裂症复发预警症状的了解，有助于照护者了解患者病情，及时就医，寻求专业帮助，避免病情加重。

常见疾病复发征兆如下：

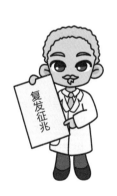

（1）生活规律改变：如患者一改往日习惯，出现睡眠过多或睡眠减少、节律颠倒、饮食不规律、做事效率下降、生活懒散、不讲卫生等。

（2）精神症状再次出现：经过治疗好转的患者再次出现精神症状，如患者感觉被人跟踪，甚至将最近的事与以往的事情联系起来，形成新的精神症状。

（3）否认有病：疾病复发早期，患者会突然否认自己患有精神疾病，进而拒绝服药，甚至反问照护者"为什么我要服药"。

（4）自行减药、停药：患者以疾病好转为由拒绝服药。

（5）躯体改变：除睡眠改变之外，有些患者会向照护者表述自己出现了一些躯体不适如头晕、胃痛等，但去医院检查又无异常。

（6）情绪和行为改变：复发早期，患者可表现出情绪和行为改变，如敏感、多疑、神情紧张、关门关窗等。

（三）提供有效的求助策略

协助患者记录能够提供支持、帮助的亲友的联系方式和患者居住、工作等场所附近的医疗机构的联系方式。

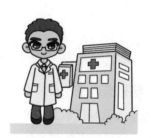

（四）帮助保持良好的社会角色

鼓励、协助患者培养和保持兴趣爱好，如陪同患者上街购物、与他人交朋友、从事力所能及的劳动等。通过积极参与社会交往，提高患者生活质量。

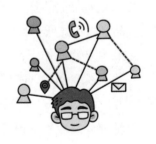

（五）营造和睦的家庭氛围

减少对患者的批评、指责及过度关注，鼓励患者积极投身到家庭生活中，参与家务劳动，增加患者自主、自立的能力。

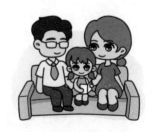

二、家庭照护需要注意什么？

（一）患者出现幻觉怎么办？

当患者出现幻听时，照护者不要与其争论，应给予安慰、支持，尝试理解患者的感受，鼓励其接受药物治疗。如患者不接受解释，则以安抚患者情绪为主。察觉患者可能因幻听内容做出危险行为时，照护者应一方面鼓励患者对抗声音，一方面采取安全防护措施、寻求专业帮助。

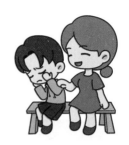

（二）患者出现妄想怎么办？

当患者出现妄想时，照护者可以采取中立的态度，列举事实，提出疑问，引导患者思考。不要与患者激烈争辩，避免患者出现抵触情绪而不信任照护者。也不要随意附和，避免加强患者的不合理信念。

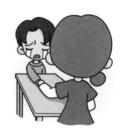

（三）患者出现暴力行为怎么办？

当患者出现攻击行为时，先了解患者攻击的原因，有针对性地解释、安抚患者。努力控制自己的情绪，不要对抗和批评，不要流露紧张和畏惧的表情。如果面对手持棍棒或利器的患者，在保障自身安全的情况下可设法取下，如果不能，应立即向警察求助，将患者送往医院治疗。

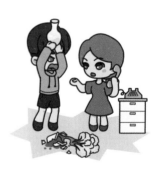

（吴霜　刘玲　李欣　庞忻　黄霞　王旭）

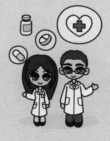

第二章

漫话抑郁症——「心向阳光，凝望深渊」

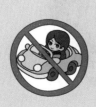

第一节 疾病解析

一、什么是抑郁症？

抑郁症属于抑郁障碍的一种，又称为重性抑郁障碍，是一种常见的慢性精神疾病。抑郁症患者主要表现出抑郁的心境、兴趣减退、失眠、食欲下降、体重变化以及自杀意念等。

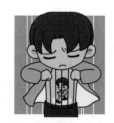

二、得了抑郁症会有哪些表现？

1. 情绪低落　几乎每天大部分时间都处于情绪低落中。患者将情绪状态描述为"心情不好""高兴不起来"，甚至感到绝望、无助。旁人可观察到患者不时流泪。

儿童和青少年可能表现为易怒，与他人冲突增多。

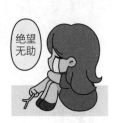

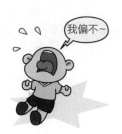

2. 兴趣缺乏　几乎每天或每天的大部分时间对几乎所有活动都缺乏兴趣，包括既往喜爱的娱乐活动、体育活动等。

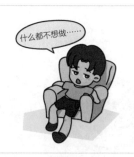

3. 食欲或体重变化　几乎每天都食欲减退或增加。在未节食的情况下体重明显减轻或体重增加，如 1 个月内体重变化超过原体重的 5%。

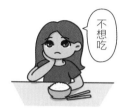

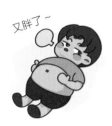

4. 睡眠紊乱　几乎每天都失眠，或几乎每天都睡眠过多。两种状态都可能出现在患者身上，均属于睡眠紊乱。

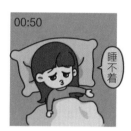

5. 精神运动性激越或迟滞　精神运动性激越患者表现为脑子里反复思考一些无目的的事，常常是过往的一些不愉快经历，内容无条理。大脑持续处于紧张状态，行为上表现为烦躁不安。

精神运动性迟滞患者表现为思维发动的迟缓，患者描述"感觉大脑就像生锈的机器一样，转不动"。

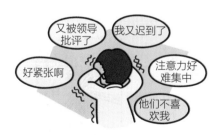

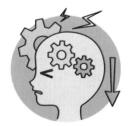

6. 无价值感　几乎每天都感到自己毫无价值，或过分地、不恰当地感到内疚。认为自己给家庭和社会造成负担，并不仅仅因为患病而自责或内疚。严重时可以达到妄想程度，即无法被事实和推理说服。

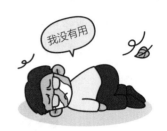

7. 认知功能受损　几乎每天都存在思考能力下降或注意力不能集中的情况。

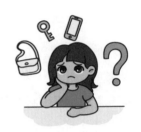

8. 精力减退　几乎每天都感觉疲劳或精力不足。

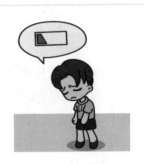

9. 自杀想法　反复出现死亡的想法，不仅仅是恐惧死亡。反复出现没有特定计划的自杀观念，或有某种自杀企图，或有某种实施自杀的特定计划。

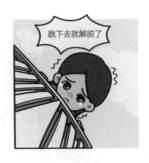

以上症状持续存在至少 2 周，使患者感到痛苦，并造成社交、工作或其他重要功能方面的损害，应该考虑患抑郁症，需要及时向专业医疗机构寻求帮助。

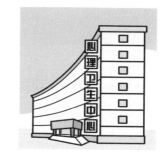

三、有没有简单的筛查抑郁症的方法?

当感到情绪差，不确定自己是否患抑郁症时，可以借助量表做初步判断。以 9 条目健康问卷（PHQ-9）为例（表 2-1）。

根据量表中的问题，在过去 2 周里生活中以下症状出现的频率有多少，在符合实际情况的选项数字上画"√"。

表 2-1　9 条目健康问卷（PHQ-9）

序号	项目	没有	有几天	一半以上时间	几乎每天
1	做事时提不起劲或没有兴趣	0	1	2	3
2	感到心情低落、沮丧或绝望	0	1	2	3
3	入睡困难、睡不安稳或睡眠过多	0	1	2	3
4	食欲不振或吃太多	0	1	2	3
5	觉得自己很糟或很失败，让自己或家人失望	0	1	2	3
6	对事物专注有困难，如阅读报纸或看电视时	0	1	2	3
7	感觉疲倦或没有活力	0	1	2	3
8	动作或说话速度缓慢到别人已经察觉，或正好相反，烦躁或坐立不安、动来动去的情况更胜平常	0	1	2	3
9	有不如死掉或用某种方法伤害自己的念头	0	1	2	3

9 个条目得分相加为 PHQ-9 量表总得分。总分及建议：①0~4 分，没有抑郁，无需特殊处理；②5~9 分，轻度抑郁，关注情绪、学习自我调节的方法；③10 分及以上，至少存在中度抑郁情绪，建议到专业心理卫生机构寻求帮助。

四、抑郁症对人有哪些影响?

1. 学习、工作效率下降。

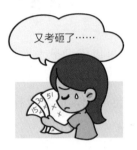

2. 人际关系紧张。

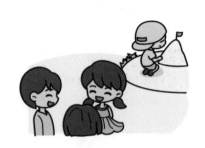

3. 生活质量下降　负性情绪及各种躯体的不适严重影响患者生活质量。

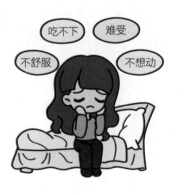

4. 缩短有效生命时间　强烈的负性情绪导致患者出现自伤、自杀行为。

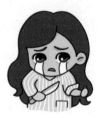

五、抑郁症如何治疗？

药物治疗联合心理治疗是目前治疗抑郁症的有效方法。治疗主要分成两部分，一是急性期控制临床症状，二是恢复期预防复发。

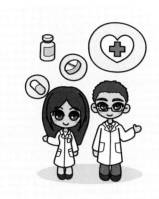

（一）全程治疗

抑郁症的全程治疗分为急性期、巩固期和维持期。

1. 急性治疗期　通常持续 8~12 周，以控制症状为主要目标，尽量达到临床治愈，同时促进社会功能的恢复，提高患者生活质量。急性期的治疗效果在抑郁障碍的预后和结局中起到关键作用。

2. 巩固治疗期　通常持续 4~9 个月，以防止病情复燃为主。此期病情不稳定，应保持与急性期治疗一致的治疗方案，维持药物的种类、剂量和服用方法。

3. 维持治疗期　持续规范的维持治疗可以有效降低抑郁症的复发率，一般认为至少 2~3 年，对于多次反复发作或残留症状明显者，建议长期服药。维持治疗后，若患者病情稳定且无其他诱发因素，可缓慢减药直至停药，一旦发现有复发的早期征象，应迅速恢复治疗。

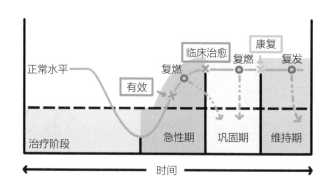

（二）抑郁症的药物治疗

抗抑郁药是当前治疗抑郁症的主要药物，主要是通过调整大脑内部负责传递信息的物质即神经递质的分泌，来解除抑郁心境及伴随的焦虑、紧张的躯体症状。

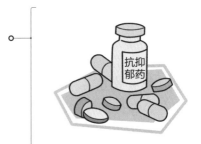

1. 临床上用的抗抑郁药物大致分为两类。

（1）传统抗抑郁药物：三环类抗抑郁药，如阿米替林、氯米帕明等；单胺氧化酶抑制剂，如苯乙肼、苯环丙胺等。

（2）新型抗抑郁药物：氟西汀、帕罗西汀、舍曲林、氟伏沙明、西酞普兰、文拉法辛、阿戈美拉汀等。

2. 常见不良反应及处理　抗抑郁药物常见的不良反应主要包括胃肠道反应（恶心、呕吐和腹泻）、坐立不安、偏头痛和紧张性头痛、失眠不安、口干、嗜睡等。一般在用药初期及剂量增加时较为明显，随着时间的推移，机体会逐渐适应耐受。若症状持续存在，应及时向医生反映。

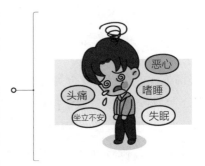

（三）抑郁症的心理治疗

1. 支持性心理治疗　适用于有明显生活事件的抑郁症患者或重度抑郁症患者。具体措施如下：

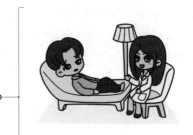

（1）积极倾听：给予患者足够多的时间述说问题，耐心倾听。

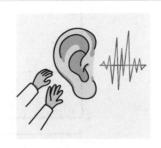

（2）引导患者察觉自己的情绪，鼓励患者表达自己的情绪。

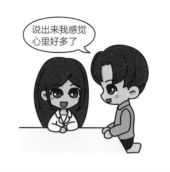

（3）通过健康教育，让患者客观地认识自身问题，从而积极乐观地面对疾病。

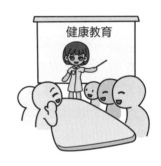

（4）增强患者信心，鼓励患者进行自我调节。

2. 认知行为疗法　适用于各型抑郁症患者，主要是通过帮助患者认识并矫正自身的错误信念，缓解情感症状，改善应对能力，并减少抑郁症的复发。

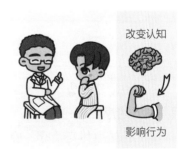

常用的干预技术包括：

（1）识别自动性想法：通过提问、想象和角色扮演等技术，让患者识别自动性想法，尤其是识别那些在抑郁情绪出现之前的特殊想法。

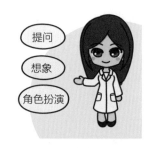

（2）识别认知错误和逻辑错误：听取患者的自动想法和口头禅（我应该、必须等），帮助患者归纳总结出一般规律，建立合理的认知思维方式。

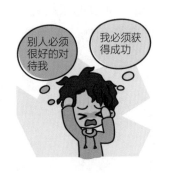

（3）真实性检验：让患者将自己自动想法当成一种假设，放在生活中检验，患者可能会发现这些消极认知或想法在绝大数情况下是与实际不符合的。

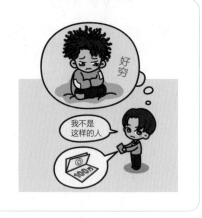

3. 其他治疗方法　包括精神动力学治疗、人际心理治疗、婚姻家庭治疗。

（四）其他治疗

1. 无抽搐电休克治疗　静脉用药使患者短暂丧失意识，再利用短暂、适量的电流刺激大脑，以治疗精神疾病。

（1）无抽搐电休克治疗适用于哪些抑郁症患者？

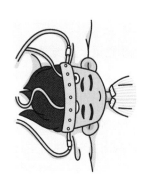

适用于药物治疗无效、不能耐受药物治疗和存在严重的自杀倾向的抑郁症患者。

（2）无抽搐电休克治疗原则：

一个疗程包括6~12次治疗，治疗频率通常为1周2次或3次。

（3）无抽搐电休克治疗的常见不良反应：

1）短暂的记忆力下降：以近期记忆下降为主，与电流通过大脑的海马区域有关。通常在结束后数天至数月后记忆会自行恢复。

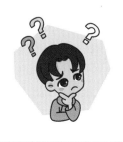

2）肌肉酸痛：与治疗过程中肌肉痉挛有关，一般休息后即可恢复。

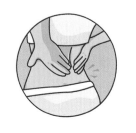

3）头痛、眩晕、恶心等：通常是个体对麻醉药物有反应。随着治疗的结束会自行消失。

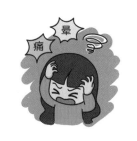

2. 重复经颅磁刺激术　一种非侵入性无痛无创的疗法。利用电生理治疗技术，使用高频磁刺激大脑左背外侧前额叶，增强局部神经元活动；用低频磁刺激右前额叶，减弱局部神经元活动。两者均可产生抗抑郁作用。

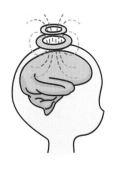

3. 生物反馈治疗　生物反馈是运用仪器通过视觉、听觉等人们易于了解的形式进行展示，让人们根据接收到的信息进行训练与自我调节，以控制情感、生物或认知能力。侧重于对个体的自我强化，充分调动患者的积极性与主观能动性。

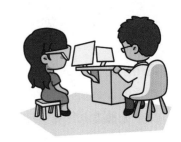

六、抑郁症会发展成精神分裂症吗？

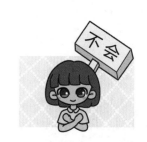

1. 原发症状不同　精神分裂症是以思维障碍和情感淡漠为原发症状；抑郁症是以情绪低落为原发症状。

2. 精神活动的协调性　精神分裂症的思维、情感和意志行为等精神活动常常是不协调的，表现为言行紊乱、思维不连贯、情感不协调；抑郁症表现为情绪低落、兴趣下降，但思维的连贯性、表达能力和行为表现都是较协调的。

3. 病程不同　精神分裂症的病程多数为发作进展或持续进展，缓解期常有残留的精神症状；而抑郁症是间歇性发作性病程，间歇期的精神状态可恢复到病前水平。

4. 与环境的协调性不同　抑郁发作也可出现精神病性症状，如幻觉、妄想等，但抑郁症出现幻觉主要是在情绪低落的情况下出现的，与周围环境有着密切的联系；而精神分裂症患者出现的精神病性症状与外界环境极不协调。

第二节 自我管理

抑郁症患者的负性情绪严重影响抑郁症的治疗及预后。因此，负性情绪的管理尤为重要。

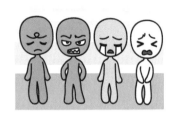

一、如何识别负性情绪？

1. 采用录音、日记等方式记录情绪　将记录单上的内容与医生、治疗师、照顾者等人一起讨论，觉察自己的情绪。记录的内容包括：

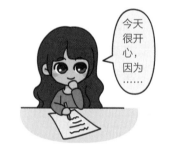

（1）给情绪命名：愉快、开心、忧伤、愤怒、内疚、尴尬等。

（2）此类情绪状态持续的时间。

（3）此类情绪状态出现的时间段。

（4）此类情绪产生的原因。

（5）采用什么方式应对此类情绪。

（6）处理效果如何。

（7）当时的家庭关系和社会支持情况。

2. 填写、分析正性与负性情绪量表（表 2-2）　正性情绪总分值越高，表示个体精力旺盛、全神贯注、快乐的情绪状态越明显。负性情绪总分越高，表明个体主观感觉困惑、痛苦的情绪状态越明显。通过分数可以直观了解情绪状态。

表 2-2　正性与负性情绪量表（PANAS）

序号	题目	几乎没有	比较少	中等程度	比较多	极其多
1	感兴趣的					
2	心烦的					
3	精神活力高的					

续表

序号	题目	几乎没有	比较少	中等程度	比较多	极其多
4	心神不宁的					
5	劲头足的					
6	内疚的					
7	恐惧的					
8	敌意的					
9	热性的					
10	自豪的					
11	易怒的					
12	警觉性高的					
13	害羞的					
14	备受鼓舞的					
15	紧张的					
16	意志坚定的					
17	注意力集中的					
18	坐立不安的					
19	有活力的					
20	害怕的					

注：几乎没有、比较少、中等程度、比较多、极其多分别计1、2、3、4、5分。第1、3、5、9、10、12、14、16、17、19题总分相加表示正性情绪。第2、4、6、7、8、11、13、15、18、20题总分相加表示负性情绪。

二、如何应对负性情绪？

1. 认知调节　是指当个人出现不适度、不恰当的情绪反应时，理智分析和评价所处的环境，冷静做出应对。合理情绪疗法 ABCDE 模式是认知调节的一种：A 诱发事件（activating event）；B 信念（beliefs）；C 后果（consequences）；D 辩论（disputing），与非理性的信念进行辩论；E 效应（effective），用有效的理性信念或适当的情感行为替代非理性信念、适当的情感。

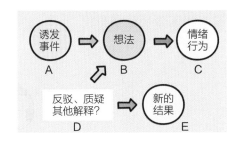

操作步骤：

（1）先找出诱发事件 A。

（2）找出自己与事实不符的想法 B。

（3）询问自己对这一事件的感觉及反应，找出 C。

（4）与自己的非理性信念与思维辩论，找出替代的、更符合事实的想法 D。

（5）建立新的更现实也更适应的思维认知方法 E。

案例分析见表 2-3。

表 2-3　认知调节案例分析

项目	具体内容
问题情境 A	当众演讲
不合理观念 B	我一定要表现得很好，否则会被人笑话的
情绪 / 行为反应 C	紧张、焦虑、浑身发抖，无法集中注意力
反驳不合理观念 D	如果我没表现好，结果真的有那么糟吗？别人会整天无事可干、天天评论我吗？我想表现好就一定能表现得好吗？有些结果怎样并不完全由我控制，我为什么非要表现那么好呢？难道敢于尝试不是一种勇气吗？别人上来难道就一定比我强吗？
新的情绪和行为 E	没那么紧张，接纳自己的紧张，顺其自然

不良的情绪反应常常并非来自事件本身，而是来自人们对此事件的认识，尤其是不正确的、偏激的认识，即不合理信念。常见的不合理信念描述有：①绝对化要求，"必须""一定"；②过分概括化，"绝不可能""总是"；③糟糕之极，"彻底失败了""全完了"。

2. 焦点转移　当遇到不愉快的情形，可以做一些事情转移注意力，如听音乐、看书、做家务、运动。

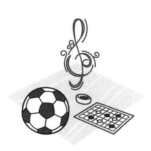

3. 主动求助　抑郁症患者内心存在一种无助感。尝试主动求助与接受他人帮助是一种行之有效的自我保护方式。求助对象可以是家人、朋友、医务工作者等。

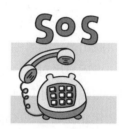

4. 放松训练　包括呼吸冥想训练、渐进式肌肉放松训练等。

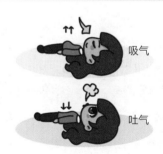

吸气

吐气

5. 宣泄倾诉法　找亲属、可信任的好友聊天、谈心，合理宣泄情绪。

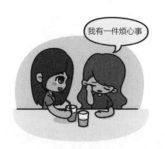

我有一件烦心事

6. 调节生活方式　根据生活节奏与习惯对变动生活内容进行适当调节，以免情绪、心理透支，如调整作息时间。

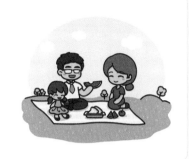

7. 自我鼓励　多观察并欣赏自身的优点，观察事物的好处，多想事情成功的一面。

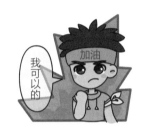

三、服药期间需要注意什么？

1. 监测身体变化　了解药物的治疗作用和副作用，观察服药后在情绪上和身体上的良性反应或副作用，以便下次就诊与医生及时沟通。不能随意调整或停药。

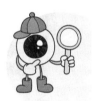

2. 合理服药　将药物妥善保存，防止忘服或遗失。偶尔漏服药，如距离下顿药的时间间隔数小时，立即补服；如已接近下次服药时间，就跳过该次药物，避免一次性服用两顿药物。服药期间禁止饮酒。

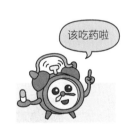

3. 避免高危活动　服药期间避免进行驾驶、高空作业等活动。

第三节 照顾者支持

一、照顾者需要做什么?

1. 科学认识抑郁症 了解抑郁症的相关知识,学习照顾技巧,有效陪伴患者,帮助患者树立战胜疾病的信心,减少复发率,回归社会生活。

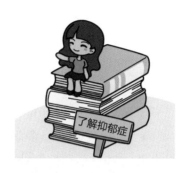

2. 关注和调节自身情绪

（1）与家人一起分担。

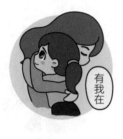

（2）尽量坚持自己的兴趣、爱好。

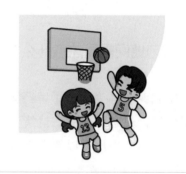

（3）学会一些自我调节的方法,如运动法、放松法等。

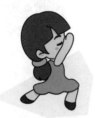

（4）感到压力过大、难以承受时,到专业机构接受心理治疗。

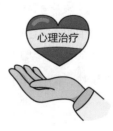

二、如何帮助抑郁症患者？

1. 监督患者服药，定期复查。

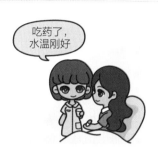

2. 识别自杀危险信号

（1）患者流露出悲观消极的情绪，表露自杀的意愿，如反复与亲朋好友谈论自杀、写自杀的意愿和计划等。

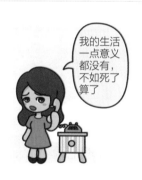

（2）拒绝治疗，将自己喜爱的物品赠送他人。

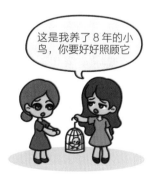

（3）通过各种途径收集自杀的方法，如网上查询、向周围人打听。

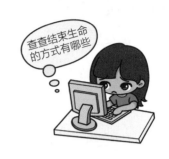

（4）购买和存储了绳子、刀具、药物等危险物品，或在楼顶、江河边等地方徘徊。

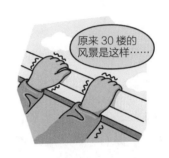

3. 营造安全环境

（1）清理危险物品，如水果刀、药物、长绳等。

（2）患者情绪差时，避免留患者一人独处。

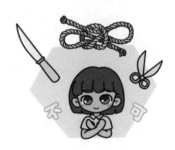

（3）如果患者想去一个安全的地方，如亲戚朋友家里，要知晓其所去地方的地址，并保持联系。

4. 制订有效的求助策略 协助患者制订求助策略，如保存亲友电话、居住地或工作地医疗机构的地址或联系方式。

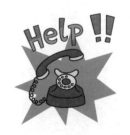

5. 建立良好的家庭支持系统

（1）提供安静、舒适的环境，合理调节饮食、睡眠。

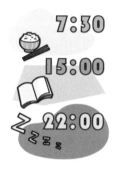

（2）参与家庭生活，如家务劳动。

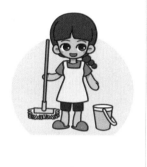

（3）培养共同的兴趣爱好，如听音乐、养花种草、下棋等。

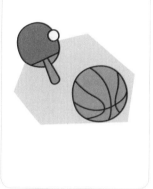

（汪燕苹　李欣　庞忻　黄霞　王旭）

第三章

漫话焦虑障碍——「不安的生活」

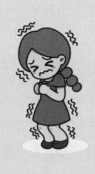

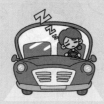

第一节 疾病解析

一、什么是焦虑障碍?

焦虑障碍又称焦虑症,是指个体焦虑情绪的严重程度和持续时间明显超过了正常发育年龄应有的范围。不同于通常由压力导致的一过性的害怕或焦虑,焦虑障碍更为持久。焦虑障碍的个体往往高估他们害怕或回避的情境。

常见的焦虑障碍有惊恐障碍和广泛性焦虑障碍。

1. 惊恐障碍有什么特点?

惊恐障碍又称惊恐发作或急性焦虑发作,是一种反复突然发作的高度恐惧,并伴有多种躯体不适和负性认知。患者常常描述经历了严重的"窒息感""濒死感"和"失控感"。

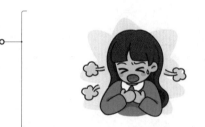

(1)惊恐障碍发作通常不可预测。突然发作时,患者宛如濒临末日,或惊叫,或四处呼救,并于急诊就诊。

(2)惊恐发作伴有严重的自主神经功能失调,主要有三个方面。①心脏症状:胸痛、心动过速、心跳不规则。②呼吸系统症状:呼吸困难,严重时有窒息感。③神经系统症状:头痛、头昏、眩晕、晕厥和感觉异常,也可以有出汗、腹痛、全身发抖或全身瘫软等症状。

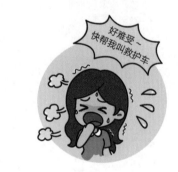

好难受~快帮我叫救护车

(3)通常突然发作,但也迅速终止,持续一般不超过2小时,症

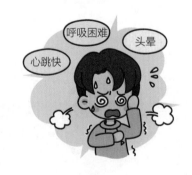

呼吸困难
头晕
心跳快

状自行缓解。

（4）1个月内至少有3次发作，或首次发作后继发害怕再发作的焦虑持续1个月。

（5）患者通常因担心惊恐发作再次发生而出现回避行为，如乘坐公交车时惊恐发作的患者拒绝再次乘坐公交车。

2. 广泛性焦虑障碍是什么？

（1）广泛性焦虑障碍的核心特征是对多种情境在程度及持续时间上均呈现过度的焦虑和担忧，包括学业、工作和健康等诸多方面。

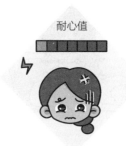

（2）常伴随有躯体症状，如坐立不安、注意力不集中、头脑空白、易激惹、肌肉紧张不适、失眠等。

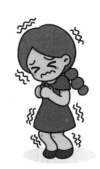

（3）上述症状持续6个月以上。

二、焦虑障碍对人有哪些影响？

1. 睡眠方面　入睡困难、做噩梦、易惊醒。

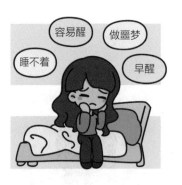

2. 降低生活质量　严重影响生活、社交和工作等。

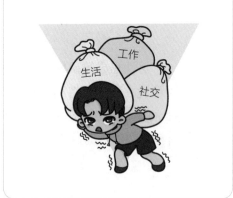

3. 躯体不适　焦虑障碍是一种长期的、负面的情绪障碍，与多种躯体疾病的发生密切相关，如高血压、冠心病、胃肠疾病等。

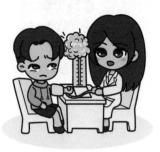

4. 可伴发抑郁症，患者出现自伤，甚至自杀。

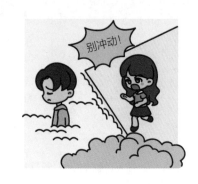

三、焦虑障碍如何治疗？

主要通过心理治疗和药物治疗来缓解症状，两者结合治疗效果更佳。

（一）心理治疗

1. 认知行为治疗　通过改变焦虑障碍患者对事物的不合理信念，进行认知重建，进而改变相关情绪和行为，对于改善患者负性情绪效果显著。

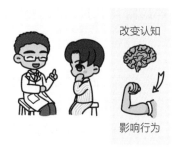

焦虑障碍患者常常存在两种负性思考方式，一是过高地估计不好的事情出现的可能性，二是过分戏剧化或灾难化地想象事件的结果。认知行为治疗帮助患者识别对事物歪曲的认知，建立更符合事实的认知，即认知重建，以达到治疗目的。

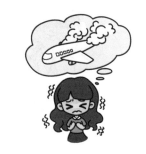

2. 生物反馈疗法　利用生物信息反馈的方法，训练患者学会有效放松，从而减轻焦虑。

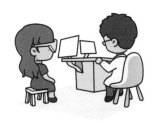

3. 呼吸训练　惊恐发作后手抖、乏力与发作时过度换气有关，呼吸控制训练可帮助患者控制呼吸，进而缩短发作时症状持续时间，甚至减少发作频率。

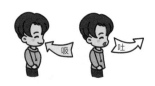

（二）药物治疗

苯二氮䓬类药物是最常用的抗焦虑药。这类药因有镇静作用，会影响反应的速度，因此用药期间要避免驾驶等操作，以免发生意外。

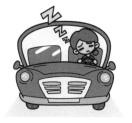

四、焦虑障碍和抑郁症有什么区别?

1. 情绪方面　抑郁症的核心特点是患者不能赋予生活意义,主导情绪是持久的情绪低落、愉快感缺乏。

焦虑障碍的主导情绪是无明显原因的过分紧张、担心。

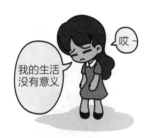
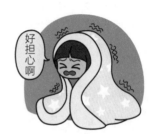

2. 躯体方面　焦虑障碍的躯体反应以头晕、乏力、呼吸困难、发抖、心慌、多汗、肌肉紧张等为主。而抑郁症患者以周身沉重感或慢性疼痛为主。

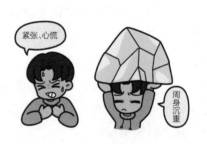

3. 思维方面　多数焦虑障碍患者存在灾难化思维,即遇事总认为会出现最坏的结果。抑郁症患者思维较平时迟缓,言语和联想速度慢,反映为自感"脑子转不动了""大脑一片空白"。

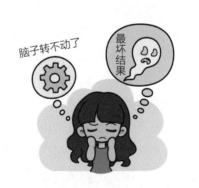

4. 意志行为方面　焦虑障碍患者因恐惧焦虑发作而出现回避行为，主要回避与既往发作有关的活动和场景。而抑郁症患者以广泛的兴趣减退和社交退缩为主要表现。

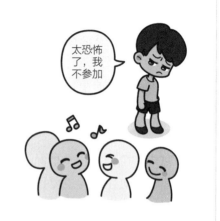

第二节 ▶ 自我管理

一、如何识别焦虑情绪？

可以从 5 个方面来初步判断焦虑情绪是在正常范围内，还是已经显现出焦虑障碍的特征了。

1. 焦虑的范围　正常情况下，焦虑情绪是有指向性的，主要担心某一事件对生活的影响，是因现实事件产生的焦虑。

焦虑障碍患者的焦虑情绪并不局限于某一现实事件，没有明显的指向性，似乎对什么事情都感到焦虑不安。把对个别事物的焦虑情绪泛化到了普通的、广泛的事物上，这超过了正常焦虑的范围。

例如，在野外担心遇到蛇，是正常的焦虑情绪。但担心、害怕一切跟蛇有关的东西，甚至看起来像蛇的海报和公路，则超过了正常的焦虑范围。

2. 焦虑的程度　正常情况下，压力事件发生时焦虑情绪随之产生，不同事件引起不同程度的焦虑，事件解决后焦虑随之减轻直至消失。

而焦虑障碍患者的担心和焦虑程度与生活压力和负性事件的严重程度不成正比，常常处于"天要塌下来了"的程度。

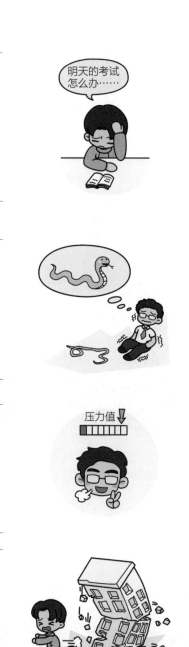

3. 焦虑的持续时间　一般情况下，令人产生焦虑的事情一旦结束，那么焦虑情绪就会消失。例如，考前焦虑在考试前几日产生，考试结束便会逐渐消失。

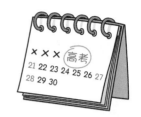

焦虑障碍患者的焦虑情绪呈持续状态，不随周围环境和事物改变而自动消失。

4. 焦虑的频率　对于大多数人，焦虑情绪并不会随时存在，只有遇到挑战或危险等对个体造成应激的事件时才会感到焦虑。而患有焦虑障碍的人已经把焦虑变成了一种经常化的、习惯性的情绪，出现焦虑的频率远高于正常。

5. 焦虑情绪的影响　除了以上四点，还有一点对于判断焦虑情绪是否异常极其重要，即焦虑情绪有没有严重影响到日常生活、学习、社交等。

如果没有，那么只需要多采取一些解压手段，如健康饮食、保证充足睡眠、多运动锻炼等，帮助自己缓解焦虑即可。

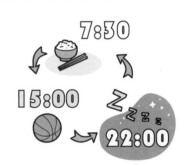

但如果焦虑导致不能专心工作、进行正常的社会交往，无故发脾气，甚至做出一些难以控制的攻击自我或他人的行为，那么就需要重视起来，寻求心理卫生机构帮助。

二、突发惊恐障碍怎么办？

如果确定没有器质性病变，出现心悸、胸闷等惊恐发作的表现后，首先不要惊慌，正确对待疾病的发作，一般 30 分钟左右症状会自行缓解。

1. 学会深呼吸训练，勤练习。

（1）4-7-8 呼吸法：先把气体完全呼出，用鼻子吸气 4 秒，屏住呼吸 7 秒，呼气 8 秒，重复这个过程。

1 坐在椅子上抬头挺胸稳定下半身

2 双手放在肚脐下 10cm 处用嘴巴呼出所有的气

闭上嘴花 4 秒从鼻腔吸气
3

憋气 7 秒
4

花几秒时间用嘴吐出所有的气
5

（2）鼻孔交替呼吸法：①伸出右手，将右手食指和中指放在两眉中间。②用拇指和无名指分别放在鼻子两侧。③先用大拇指将右鼻道摁住，用左鼻道吸气。④再用手将左鼻道也堵住，屏住一会儿呼吸。⑤然后放开右鼻道，用右鼻道尽量呼气，换右鼻道深吸气。⑥堵住双鼻，屏住呼吸。⑦放开左鼻道尽力呼出。⑧重复以上过程。

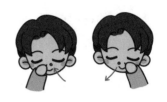

（3）呼吸联合胸廓放松法：抬头挺胸，深深吸气入胸，让胸廓上抬，憋气 2~3 秒后嘴巴鼓起，缓慢吹出气体。体验胸廓起伏和身体下降感。

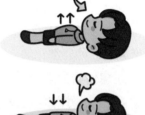

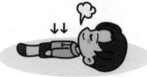

2. 加强运动，释放压力。动起来可以释放多余的能量，分散注意力。

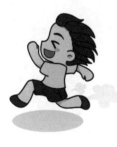

3. 按时看医生，遵医嘱服药。

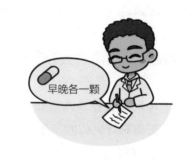

三、如何调节焦虑情绪？

1. 认知调节　认知理论强调，外部事件只是引起情绪的间接原因，对于事件的认知才是引起情绪的直接原

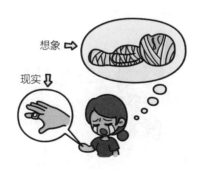

因。基于此，该理论主张通过调节人们不合理的认知信念，进而对情绪进行调节。

2. 行为调节　借助调整习惯性行为和做法来达到情绪改善。例如，遭遇挫折和打击后可以选择和朋友外出游玩散心，多参加群体活动，坚持运动，用身体舒展的感觉帮助自我忘却不开心。

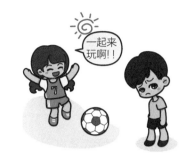

3. 生理调节法　通过生理和心理两方面同时得到松弛，从而达到情绪调节的目的。这种调节方法利用了生理和心理之间的相互连通性，使两者能够相辅相成，进而产生一种奇妙反应。

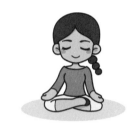

例如，通过身体的放松，可以逐步达到心理的放松，或者先达到心理的放松，再实现身体的放松等。

4. 其他方法　如规律作息，按时早睡早起，养成规律、健康的作息时间，可以在一定程度上减少情绪波动。

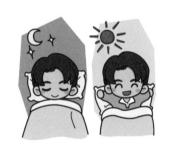

第三节 照护者支持

如何帮助焦虑障碍患者?

1. 焦虑情绪具有较强的传染性，照护者首先要学会关注自我情绪，避免被患者的焦虑情绪感染，也避免将自己的焦虑传递给患者。

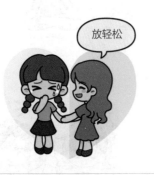

2. 掌握缓解焦虑情绪和放松的方法，如聆听音乐等。

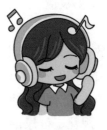

3. 不过分关注患者的病情及生活，在予以患者关心和支持时尽量保障自己的正常生活。

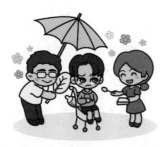

4. 鼓励患者尽量维持正常生活，支持患者而非接管患者生活，帮助焦虑障碍患者自助，鼓励或陪伴患者完成日常事务。

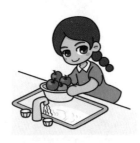

（马玲　李欣　庞忻　黄霞　王旭）

第四章

漫话强迫症——「恐惧的阶梯」

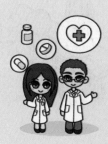

第一节 ▶ 疾病解析

一、什么是强迫症?

强迫症（obsessive-compulsive disorder，OCD）是一种以反复出现的强迫观念、强迫冲动或强迫行为等为主要临床表现的精神疾病。强迫症基本特征是来源于自我的强迫观念和强迫行为，多数患者认为这些观念和行为是没有必要或异常的，是违反自己意愿的，使患者感到焦虑和痛苦，却无法摆脱。

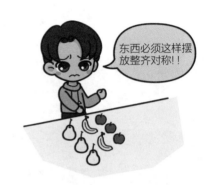

二、强迫症有哪些临床症状?

强迫症主要表现为强迫思维或强迫行为，强迫思维是重复的、侵入性的想法和冲动，而强迫行为是重复的行为或精神活动，是为了中和强迫思维而作出的反应。强迫症患者的强迫思维和强迫行为因人而异。

（一）强迫观念

1. 强迫思维　指的是一些词汇、想法或信念强制性闯入患者脑中，患者能够意识到通常这些内容是令患者厌恶的。例如，脑海中出现在安静的课堂上上课时"突然站起来唱歌"的想法。

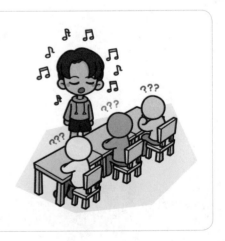

2. 强迫怀疑　对已经完成的事情具有不确定感，如反复怀疑门窗是否关好。

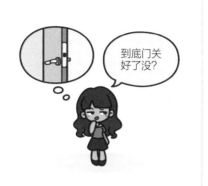

3. 强迫性穷思竭虑　对一些毫无意义的事情寻根究底，反复思索，如反复思索"先有鸡还是先有蛋"。

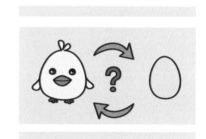

4. 强迫联想　脑海中出现一个观念或一句话，便不由自主地联想另一个观念或词句。例如，"见到钞票就想到病菌"。

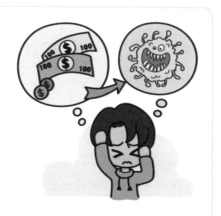

5. 强迫回忆　对经历过的事情不由自主地反复呈现，无法摆脱，感到苦恼。有时强迫回忆和强迫怀疑可同时出现。例如，脑海中反复回想出门时"门锁了没有"。

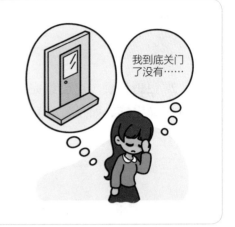

6. 强迫意象　反复体验到想要做某种违背自己意愿的动作或行为的强烈内心冲动。例如，站在窗边就有跳楼的冲动。

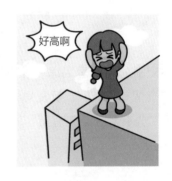

7. 强迫对立观念　脑中出现一个观念或看到一句话，便不由自主地联想起对立的另一个观念或词句。例如，想起"和平"，马上就联想到"战争"。

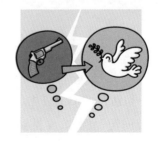

（二）强迫行为

强迫行为是反复出现的刻板行为和动作，是通过这些行为或动作降低强迫观念所致焦虑和痛苦的一种行为或仪式化动作，常常继发于强迫观念。

1. 强迫检查　为减轻强迫性怀疑引起的焦虑所采取的措施，如因怀疑门未关好而反复开关门进行检查。

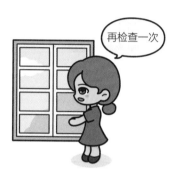

2. 强迫洗涤　为了消除因接触"污物"而患病的担心，反复洗手或洗澡等。

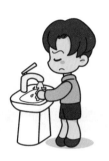

3. 强迫性仪式动作　是一些反复出现的、刻板的、过分的程序或仪式动作，通常是为了对抗某种强迫观念所致焦虑而逐渐发展起来的。

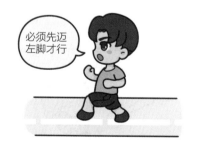

4. 强迫询问　患者常常不相信自己，为消除疑虑或穷思竭虑带来的焦虑，反复询问他人，以获得解释或保证。例如，反复向家人询问自己刚刚是否说错话。

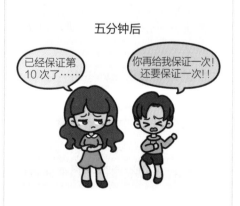

5. 强迫计数　患者对数字发生了强迫观念，沉浸于无意义的计数动作中。例如，反复数高楼的窗户数。

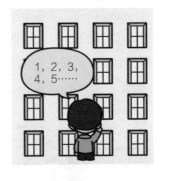

三、什么是强迫症的回避行为？

强迫症的回避行为是最容易被忽视的症状。患者回避曾发生强迫观念和强迫行为的各种情景，如患者因害怕公交车把手有细菌而染病，回避不去乘坐公交车，甚至拒绝出门。当强迫症状严重时，回避行为可能成为最突出的症状。

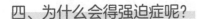

四、为什么会得强迫症呢？

强迫症是一种多维度、多因素疾病，病因尚无定论，但研究发现与以下几个因素有关：

1. 遗传　如果家族中有人患强迫症，那么家族中的其他人的患病率会比无家族史的人群高。但并不是说家族中有人患强迫症，其他人就一定会患强迫症。

2. 神经生物学因素　强迫症与皮质 - 纹状体 - 丘脑 - 皮质环路密切相关。纹状体是原发的病理部位。简单说来，就是

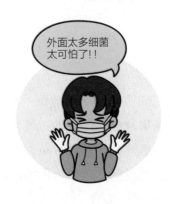

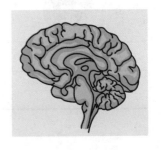

当大脑中某个部位（皮质 - 纹状体 - 丘脑 - 皮质环路）出现问题，就可能出现反复想一些无关紧要的问题或反复做出一些无意义的行为，明知道没必要，但无法控制。

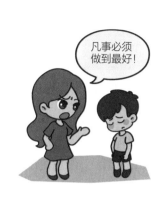

3. 心理社会因素　强迫症患者的个性特点通常表现为：①做事要求完美，墨守成规；②对自己要求极为严格，固执；③常有不安全感，为人处事唯恐发生疏忽；④拘泥细节，甚至生活琐事也要"程序化"。

五、强迫症如何治疗？

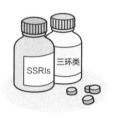

1. 药物治疗　5- 羟色胺再摄取抑制剂（SSRIs），包括氟西汀、氟伏沙明、舍曲林、帕罗西汀、西酞普兰，以及三环类抗抑郁药物如氯米帕明等。有时也会联合用药。治疗包括急性期治疗、巩固期治疗和维持期治疗三个阶段。

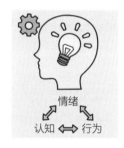

2. 心理治疗　认知行为治疗是临床上使用较多的心理治疗方法，其中暴露反应预防疗法用于减轻与强迫观念有关的焦虑以及强迫性仪式动作或强迫观念。

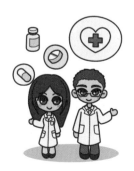

3. 药物与心理联合治疗　尽管药物和心理治疗对强迫症均有效，但往往单一治疗方法难以达到足够的疗效，因此一般采用联合治疗，同时使用药物和心理治疗。

4. 其他治疗　部分患者还会使用经颅磁刺激、无抽搐电休克治疗、外科手术治疗等方法。

 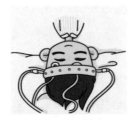 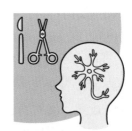

第二节 自我管理

一、如何判断是否有强迫症？

存在强迫思维或强迫行为，甚至两者皆有。

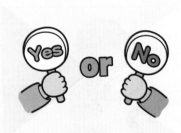

二、什么是强迫症的认知过程？

在强迫症的认知过程中，最重要的概念是出现闯入性想法，指的是突然进入一个人大脑中的是其不喜欢的想法、冲动或者意向，有时这种想法可能打断正在想或正在做的事。

患者对闯入性想法的评价和认识是闯入性想法发展为强迫思维的关键点。患者对闯入性想法给予负性评价，高估发生不幸事情的可能性和严重程度。正常人认为根本没有危险的事件，强迫症患者却总认为存在潜在的危险，会引起情绪上的焦虑和不安。为了避免不良情绪，患者会出现一系列的强迫行为。强迫症和正常人的最大区别是他们没有能力阻止那些负性的闯入性想法，而正常人会把闯入性想法归结为压力或者直接忽略。例如，正在工作时头脑中忽然出现一个想法"早上出门的时候是不是忘了锁门？"，担心家中失窃而产生焦虑和不安，为了避免这些不良情绪，产生反复检查门是否关好的强迫症状。

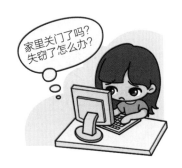

家里关门了吗？失窃了怎么办？

三、如何进行自我暴露治疗?

（一）识别强迫思维、强迫行为以及回避行为

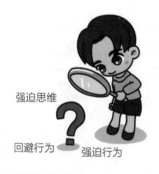

强迫思维

回避行为　　强迫行为

（二）相信暴露疗法的必要性

在一次暴露治疗后，心理痛苦和执行强迫行为的渴望会逐渐减弱，有时在治疗时便会减少，但不一定每次都是这样。

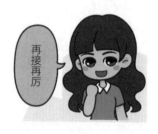

再接再厉

（三）暴露疗法的程序

1. 建立自我暴露情境清单　患者需要建立一个自我暴露情境清单，包括10~20个情境，并使用主观痛苦评价（Subjective Units of Distress Scale，SUDS）评估出每种情况的痛苦程度。从0~100分，0分为完全不痛苦，100分为非常痛苦。例如，对于害怕肮脏的患者，可能有以下痛苦列表：

（1）触碰鞋面SUDS：10分。

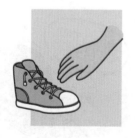

（2）触碰鞋底SUDS：20分。

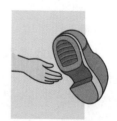

（3）触碰厕所卷筒纸SUDS：40分。

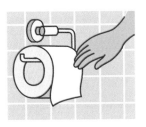

（4）触碰厕所的门把手SUDS：50分。

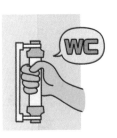

（5）触碰厕所冲洗按钮SUDS：70分。

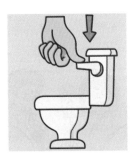

（6）在公共厕所如厕SUDS：90分。

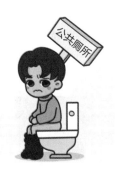

（7）触碰公共厕所垃圾桶SUDS：100分。

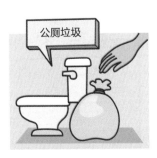

2. 选择暴露情况　可以从 SUDS 50 或 60 分开始，最困难的是计划表开始前面三分之一阶段，可以同时联合进行清单内的几种情境。

3. 在开始计划之后，如果出现新的情境，那么要并入剩余的计划中。

（四）鼓励患者坚持暴露疗法

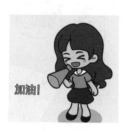

加油！

1. 发展出有帮助的想法　如"我这样做是因为我想回去工作""我要克服我的强迫症，因为我想要过上正常人的生活"。

2. 寻求专业心理治疗师的帮助　专业心理治疗师会解释暴露计划，协助暴露的每一步骤。

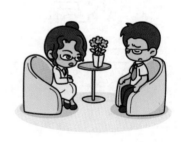

（五）为自我暴露设定一个时间和日期

例如，3 周内进行 15 天的暴露训练。

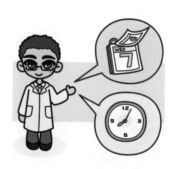

（六）自我暴露治疗后措施

　　1. 执行并重复练习的模式。

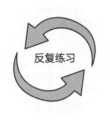

　　2. 在每次治疗后，给自己奖励。

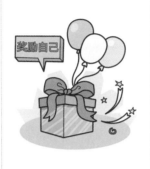

　　3. 在日常生活里继续坚持自我暴露治疗，巩固治疗成果。

（七）强迫思维的暴露治疗

　　1. 将想要避免的思维语言化。

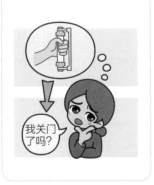

　　2. 写下强迫思维的内容。

　　3. 朗读并倾听记录的强迫思维，执行自我暴露。

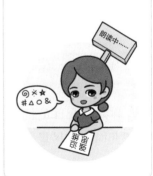

四、为什么需要药物治疗?

1. 遵医嘱服药和坚持暴露疗法训练一样重要。

2. 药物可以减轻强迫观念的次数,缓解焦虑,改善睡眠质量。

3. 药物治疗在强迫症发病急性期能帮助调整和控制不良情绪。

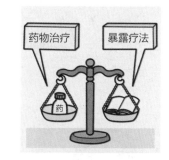

五、如何走出"药物成瘾"的误区?

"药物成瘾"可能是服药者对于精神科药物最大的误解和担心。

通常情况下,药物治疗剂量在治疗初期也就是疾病的急性期慢慢增加,一直到强迫症状得到有效控制,药物剂量会稳定一段时间(一般是3~6个月)。之后,医生会根据疾病的康复状态决定药物的增减。因此,在有经验的精神科医生指导下用药

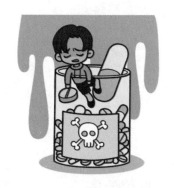

不会导致"药物成瘾"。相反,患者自行加减药物,甚至突然停药,会导致病情出现波动。

服药前期,因为机体对药物有适应过程,患者有可能会感觉记忆力或注意力稍有下降。一般来说,随着治疗的进行,这些症状会逐渐减轻。长期服药时,医生会指导复查肝肾功能和心电图等,并以此为依据调整治疗方案。

在病情允许的情况下,可以让医生调整服药时间,尽量不影响日间的工作与学习。同时,也可以将一天的药物放在小药盒里随身携带,方便取用。如果害怕忘记服药,可以让照护者提醒,或自己制订服药提醒闹钟,做到按时按量服药,以利于疾病的康复。

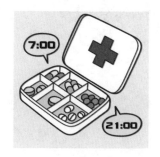

六、服用期间有哪些注意事项?

1. 一定要遵医嘱按时按量服药,不要擅自加减药物甚至擅自停药。

2. 服药期间不能饮酒!白酒、啤酒、红酒或洋酒均不能喝。

3. 服药期间少饮茶、咖啡等饮品。因为茶里含茶碱,咖啡里有咖啡因,这类物质会导致自主神经功能兴奋,从而影响睡眠,因此建议少喝或不喝。

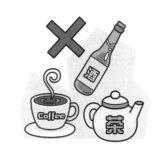

4. 服药期间建议不要驾车。服药期间有可能会出现注意力不易集中、反应下降,导致发生交通意外的几率上升。为了安全,服药期间最好不驾车。

七、出现药物副作用时该如何办?

1. 便秘 可以增加日常的饮水量。成人每天应喝不少于 1 500ml 水。同时多进食一些粗纤维的食物,如南瓜、芹菜、绿叶蔬菜等。适当增加运动,促进肠蠕动,有利于便秘改善。在饮食、运动调整都无效、3 天及以上排便困难时,及时向医生反应,按照医生的处方服用帮助排便的药物。切勿擅自服用导泻药,避免引发腹泻,导致机体电解质紊乱。

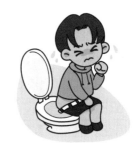

2. 头晕、乏力 治疗初期,部分个体有可能出现头晕、乏力的情况。不要紧张,只需注意以下几点:起床时做到三个"30秒",即平躺 30 秒,床旁坐 30 秒,站立 30 秒,之后再活动;上厕所或改变体位时动作宜慢;活动时穿防滑鞋;必要时使用护栏等防护措施,防止跌倒。当机体适应药物以及药物调整到治疗量后,头晕、乏力不适感会明显减轻或消失。

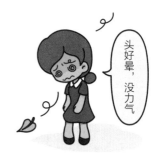

头好晕,没力气

3. 口干、口苦　口干、口苦也是常见的药物不良反应，这时除了增加饮水量外，还可以嚼口香糖或含糖果缓解不适。糖尿病患者可选择无糖的口含片来缓解。

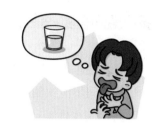

4. 记忆力下降　治疗初期也有可能出现短暂的记忆力下降。可以选择记录日记的方式，记下想说的话、想做的事。重要的事件可以设置闹钟提醒，来改善记忆力下降带来的困扰。随着疾病的好转、药物剂量的调整，记忆力也会逐渐恢复。

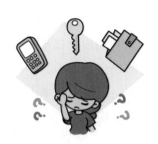

八、服药期间可以上班或上学吗？

当强迫症状得到有效控制，规律的生活习惯可以促进疾病的康复，因此建议逐步恢复正常的工作或学习。这样可以尽快适应正常的生活，避免出现患者角色的固化。但在康复期间，如果察觉病情出现波动，自己又难以控制和调整时，一定尽快到医院就诊，及时治疗，防止疾病进一步发展。

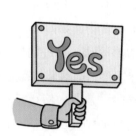

第三节 照护者支持

一、如何帮助强迫症患者？

1. 参与治疗

（1）和患者一起了解强迫症。

（2）药物治疗在疾病急性期需要 8~12 周才能起效，应调整对于疗效的心理预期。

（3）与患者、医生一起共同商量治疗方案。医生会介绍治疗方案的利弊，不要过度关注和通过非专业渠道查阅疾病及药物相关知识，否则会加重焦虑情绪。

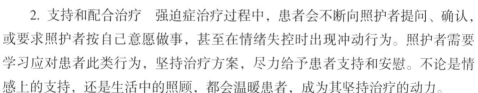

（4）选择一个最合适的治疗方案并坚持下去。

（5）关注患者的药物反应及病情变化，及时与医生沟通。如果发现患者出现药物不良反应或病情加重，及时复诊。

2. 支持和配合治疗　强迫症治疗过程中，患者会不断向照护者提问、确认，或要求照护者按自己意愿做事，甚至在情绪失控时出现冲动行为。照护者需要学习应对患者此类行为，坚持治疗方案，尽力给予患者支持和安慰。不论是情感上的支持，还是生活中的照顾，都会温暖患者，成为其坚持治疗的动力。

3. 给予患者积极的影响

（1）不要过分焦虑，同时学习一些缓解焦虑情绪和放松的方法。

（2）相信医生，多鼓励患者，坚定康复的信心。

（3）当患者在接受暴露治疗时成为监督者，督促患者按照与治疗师商定的方案执行训练，同时在旁适当提醒。例如，洗手时间设定的是 20 分钟，在快到时间时可以提醒患者，督促其按时结束洗手。也可以记录患者的行为，方便下次和治疗师或医生沟通，作出方案的调整。

（4）识别患者的回避行为，同时帮助患者识别自己的回避行为，并鼓励患者去克服焦虑情绪，给予最大程度的支持。

二、如何进行照顾者的自我照护？

1. 关注自我　除了关心患者的病情以外，照护者也应该照顾好自己，包括身体和心理两方面。当一个家庭长期处于有病患的慢性刺激下，照护者可能会出现情绪的波动。学会识别自己的情绪，及时调整和稳定情绪，有利于自己的身心健康，也能促进患者的康复。

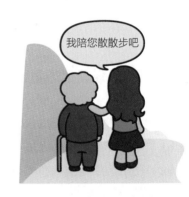

2. 自我调节

（1）维持规律的生活作息，充实生活，不要将整个生活中心都放在患者身上，可以做一些自己喜欢的事情，如听听音乐，看看书，养养花，收拾收拾房间，做做手工等。

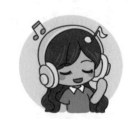

（2）学会放松，放松训练有助于调整紧绷状态，也能稳定情绪。如听舒缓的音乐，进行深呼吸训练、正念冥想，可以让身体和情绪放松，避免因神经紧张失调而导致慢性疾病的产生。

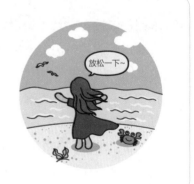

（3）适当倾诉，与其他照护者或好友聊聊自己的担忧，听听他人意见。

（4）合理发泄情绪，当感觉情绪急需宣泄时不要向患者发脾气，可以在情绪变差时进行自我对话：我为什么会这么失控？我想要什么样的结果？我可以怎么做？然后做深呼吸，心里默数10秒之后再来面对当前的场景，也许有更好的方法来处理。

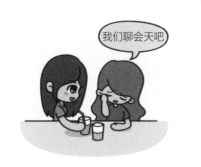

（5）规律饮食，均衡营养。情绪和食欲、躯体不适密切相关，当情绪得到改善时，食欲就会明显改善，躯体不适也会得到减轻。

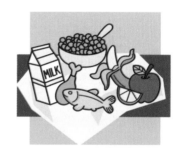

（刘奇　李欣　庞忻　黄霞　王旭）

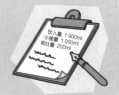

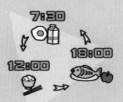

第五章

漫话进食障碍——「失控的食欲」

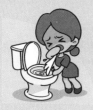

第一节 疾病解析

一、什么是进食障碍？

"最近一周不想吃饭，每餐都没有胃口，也没有饥饿感，是进食障碍吗？"

不是。

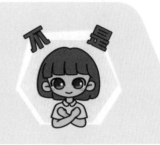

在精神病学的范畴里，进食障碍是以进食模式的异常为特征的，这种模式由个人对自己的体重和形体的态度决定。进食障碍分为神经性厌食和神经性贪食两大类。

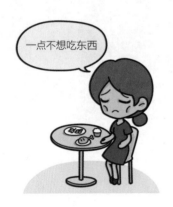

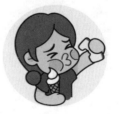

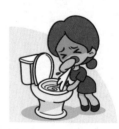

（一）神经性厌食

神经性厌食是指有意节制饮食，导致体重明显低于正常标准的一种进食障碍。患者通常存在以下问题：

1. 能量摄入方面 患者主动限制能量摄入，实际摄入的能量与躯体需求的能量严重不匹配，导致体重低于与年龄、身高相符的正常体重最低限。

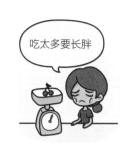

2. 躯体方面 极度消瘦，皮肤干燥，手脚冰凉，低血压，经常感觉寒冷，常伴有便秘，进食很少就有强烈的饱腹感，感觉头昏眼花甚至晕厥，女性患者出现闭经。

3. 心理方面 患者即使处于显著的低体重，仍强烈地害怕体重增加，或出现避免体重增加的行为。

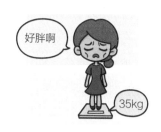

4. 认知方面 患者对自己体重或者体型存在体验障碍，并根据自我评估进行不当的塑形，或否认目前体重过低的严重性。

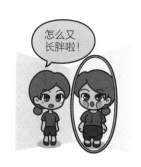

5. 行为方面 患者对食物的种类和数量有着严格的筛选，还试图通过呕吐、过度运动以及滥用泻药或减肥药达到减轻体重的目的。

神经性厌食有两种亚型。①局限型：患者一般吃的很少，并给自己设定了一个极低的热卡限度，大大低于机体的需要量。在发病过程中没有出现引吐、滥用泻药等行为。②暴食-清除型：在暴食期间，患者往往会吃很多平时不敢吃的食物，暴食之后是懊悔和更强烈地想减轻体重，将吃下去的食物全部吐出来。

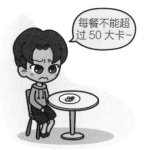

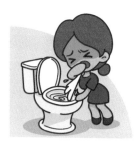

（二）神经性贪食

神经性贪食指的是反复发作、不可抗拒的摄食欲望，伴多食或暴食行为，进食后又因担心发胖而采取各种方法减轻体重的进食障碍。而贪食这一表现在神经性厌食中也可能出现。

1. 神经性贪食的特点

（1）反复暴食，难以控制食欲，进食量达正常食量的 4~5 倍以上。

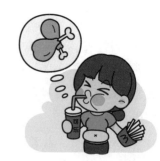

在一段时间内，如 2 小时，进食量肯定比大多数人在相应时间和相似情况下多。发作时无法控制地过度进食，如感觉不能停止进食或控制进食品种、进食数量。

（2）反复出现不适当的代偿行为以预防体重增加，如自我引吐、滥用药物（如利尿剂或泻药），或禁食或过度锻炼。

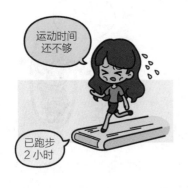

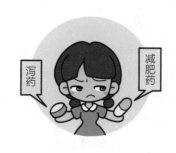

（3）自我评价过度受身体的体型或者体重影响。

2. 神经性贪食的两个亚型

（1）清除型：在神经性贪食发作中经常有自我引吐、滥用泻药、利尿剂或灌肠。

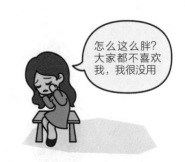

（2）非清除型：在神经性贪食发作中有其他不适当的代偿行为，如不吃东西或过度的运动，但没有经常的自我引吐、滥用泻药、利尿剂或灌肠。

3. 神经性贪食对躯体的影响 反复的呕吐可以导致一些并发症。例如，钾的过多流失可致使患者感到心慌、乏力，并可能出现心律不齐和肾损害；呕吐会将胃内的酸性物质带到口腔，长期会形成牙齿龋斑。

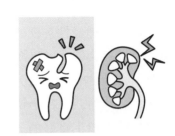

神经性厌食的患者体重极低，而贪食的患者体重通常正常，月经也一般正常。

二、为什么会得进食障碍?

1. 家庭因素 进食障碍的成因十分复杂，个人、家庭和社会层面都对进食障碍有着不可忽视的影响。患者的家庭关系通常是紊乱的，"羁绊、过分保护、僵化以及矛盾未能解决"等家庭问题可能导致家庭成员出现进食障碍。

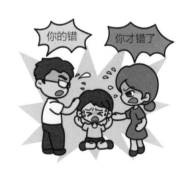

2. 个人因素 情绪、人格、认知等心理方面因素也影响着进食障碍的产生和发展。在情绪方面，进食障碍患者抑郁、焦虑等消极情绪水平均高于正常人。自我评价低和完美主义在该病中起到了很大的作用。

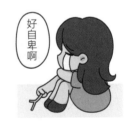

神经性贪食患者通过暴饮暴食进行情绪宣泄，但只能暂缓焦虑，之后会对自己的暴食行为产生强烈的负罪感，并引发新的抑郁、焦虑、烦躁等消极情绪，而这些情绪通常伴随着进食障碍整个病程。

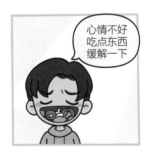

3. 社会因素 社会主流文化与社交媒体对于"美"的定义和引导是引发神经性厌食与神经性贪食的重要社会因素。当前社会崇尚"以瘦为美"，保持纤细、苗条的外型被认为是"自律"的表现，从而获得社会认可和赞许，更容易给人留下良好的印象。女性患进食障碍与其对社会主流审美和价值观的认同程度有关。

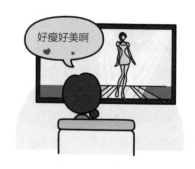

三、进食障碍如何治疗？

神经性厌食和神经性贪食的并发症可侵犯躯体各个系统，并发症发展迅速，如不及时治疗，可能出现严重的后果。

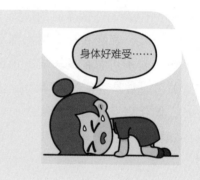

（一）神经性厌食的治疗

神经性厌食症的治疗是多方面的，需要多学科专业人员之间的密切合作，包括营养师、内科医生、精神科医生、心理治疗师、护士等，同时也需要患者与照护者之间的密切合作。

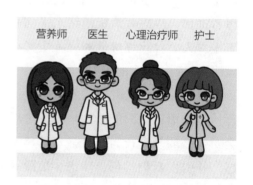

1. 营养支持治疗　在治疗的初期，以纠正营养不良及增加体重、挽救生命为基本目标。通过静脉补充营养、止吐等方式，尽快停止体重下降，并逐渐增加体重。

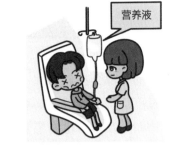

营养液

2. 心理治疗

（1）认知行为治疗：主要目的是改变不良认知，消除过分怕胖的观念，改变对进食、体重和身体形象的错误认知。认知行为治疗常采用系统脱敏标记奖励的方法，以矫正不良进食行为，使其逐渐恢复正常饮食（表 5-1）。

表5-1　认知行为治疗的操作步骤

项目	具体内容
找出诱发事件或情境 A	进食的行为
找出与事实不符的想法 B	我不能长胖了，长胖了同学们会嘲笑我，所以我不配吃东西
询问对这一时间的感觉及反应，找出 C	感到焦虑、紧张、烦躁……
与自己的非理性信念与思维辩驳，找出替代的、更符合事实的想法 D	如果我过度节食减肥瘦下来后，同学们就真的不会再嘲笑我了吗？同学们会成天无事干、随时评论我吗？我正常进食就一定会长胖吗？身体的健康也许比胖瘦更重要，我不如尝试着好好吃东西，也许身体的免疫力会增加，身体会变得健美呢
建立新的、更现实也更适宜的思维认知方法 E	没有那么焦虑了，接纳自己的身体，心态更加平和了

患者的体重增加需循序渐进，以每周 1 千克为宜，最好与患者一起制订饮食计划。

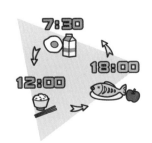

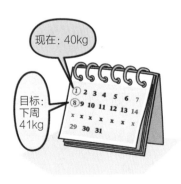

现在：40kg

目标：
下周
41kg

（2）家庭治疗：调整家庭成员的相互关系，改变不良家庭动力模式。通过调动家庭的资源，达到帮助患者的目的。部分患者家属存在过度控制或过度保护的状况，厌食行为可能是对控制的反抗；也有患者以厌食行为来转移家庭矛盾，如将父母婚姻中的冲突转移到对患者疾病的关注。这些在家庭心理治疗中应予以充分考虑。

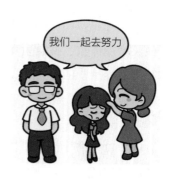

（3）辅助药物治疗：神经性厌食患者运用药物治疗是有效的，主要针对存在抑郁、焦虑情绪的患者。常用5-羟色胺再摄取抑制剂以及三环类抗抑郁药调节患者情绪。

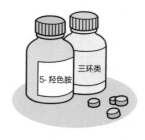

（二）神经性贪食的治疗

神经性贪食的治疗同神经性厌食一样，包括药物治疗、营养支持以及心理治疗。治疗目标在于纠正患者的身体营养状况，控制暴食行为和清除行为出现的频率，建立正常的进食行为模式，同时治疗相关的并发症以及一些潜在的精神障碍，如抑郁、焦虑、冲动控制障碍等。

1. 神经性贪食当前最有效的治疗是认知 - 行为治疗，着重于矫正患者错误的思维方式和行为模式。其中包括人际间关系治疗和"自助"治疗，即指导患者应用自助书籍和家人、朋友等非专业援助者的帮助进行认知行为自助治疗。

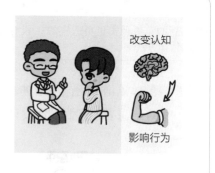

2. 主要表现为反复进食后呕吐、出现电解质紊乱的患者，有自杀观念的抑郁患者，或对门诊处理疗效不佳的患者，需要住院对症治疗。

3. 使用 SSRI 类抗抑郁药物治疗。

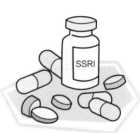

第二节 自我管理

一、如何判断自己是否患进食障碍?

1. 神经性厌食

（1）是否对"肥胖"的恐惧，对自己的体型过分关注，即使自己已骨瘦如柴。

（2）即使自己体重很低，仍强烈地害怕体重增加或发胖而不肯进食。对食物有严格的挑选，如不吃主食。

（3）采取过度运动、诱吐、腹泻药等方法避免体重增加。

（4）体重指数（body mass index，BMI）小于或等于 17.5。

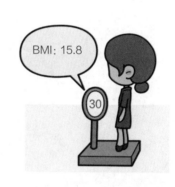

（5）女性多表现为闭经（停经至少 3 个连续月经周期），男性多表现为性欲减退及阳痿。

2. 神经性贪食

（1）是否在一段时间内大量进食、吃到难以忍受的腹胀为止。发作时可吃掉大于 8 000J 的食物，如面包、一整罐果酱、奶油蛋糕以及炸鸡等高热量食物。

（2）是否存在暴饮暴食行为。起初是为了缓解压力，但紧接着因大量进食而产生强烈的罪恶感和厌恶感。

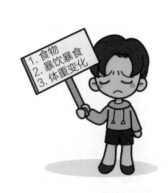

（3）过分关注自己的体重和体型，存在担心发胖的恐惧心理。发作期间

为避免体重增加，常反复采用不适当的代偿行为，如自我诱发呕吐、滥用药物、间歇进食、使用厌食剂等。

二、进食障碍患者如何自我调整？

1. 积极配合治疗 进食障碍可导致多种并发症，严重的可导致死亡，患者应正确认识该病，积极配合医生进行治疗。

2. 制订合理的饮食计划 就餐前后 1 小时和就餐时，适当限制液体的摄入，避免胃部过度扩张。如果长期不进食，进食需从最小量、易消化的食物开始，逐渐缓慢增加食量，食物可按流质 - 半流质 - 软食 - 普食的顺序逐渐过渡。如果自行进食很难按计划完成，可以在医生的指示下进行静脉补充营养液或鼻饲。

3. 保持心情愉快 可根据自己的爱好参与各种娱乐活动，活动以静态行为为主，如看书、画画、听歌等，从而获得愉快的情绪体验。养成良好的作息，避免熬夜等不良习惯。也可多与家人、朋友交流，合理宣泄不良情绪。

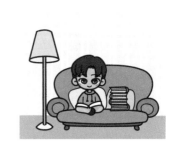

4. 自我奖励 当体重有所回升，给自己买一件心仪已久的礼物作为奖励，继续加油。

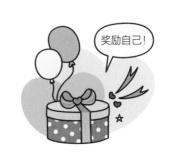

5. 减少活动 避免过度活动，以散步为主要活动方式，避免跑、跳、爬楼梯等剧烈运动。

第三节 照顾者支持

一、如何帮助进食障碍患者？

当亲友患进食障碍时，照护者需要思考：家庭成员之间的关系怎样？患者有没有正处在困扰当中？为什么要反复催吐？

很多照护者对以上问题的答案并不清楚。

以下是给进食障碍患者照护者的一些建议。

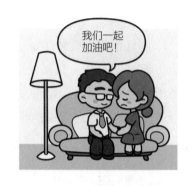

1. 了解进食障碍　首先，照护者需要明白，进食障碍并不仅仅是关于减肥，患者有可能是长期情绪压抑得不到释放，或在家里很难自己决定事情、缺乏掌控感，才通过控制饮食来释放情绪、获得掌控感。同时，进食障碍也不是"把少吃的补回来就行了"，这是一种精神心理疾病。进食障碍发展严重的时候甚至会危及生命，因此需要及时得到专业治疗。照护者的重视、鼓励和陪伴能帮助患者尽快地接受规范治疗，有助于疾病的康复。

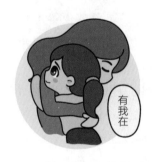

2. 给予正面反馈　患者因为疾病的原因，对自己评价很低，老是觉得自己"胖""丑"而忽略了自己的优点，照护者需要直白地指出患者的优点。当患者依照计划按时按量进食时，及时给予肯定和鼓励；当患者想放弃时，侧面提醒其坚持治疗的必要性以及会给身体带来什么样的转

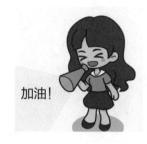

变，鼓励患者坚持。

3. 关注患者情绪 密切关注患者的情绪变化。进食障碍患者往往会伴发抑郁、焦虑情绪，甚至出现自杀、自伤行为。一旦发现患者情绪波动过大时，一定要在保证患者安全的前提下尽快向医生寻求帮助，避免意外发生。

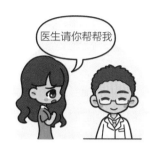

4. 及时求助 进食障碍患者往往意识不到自己是生病了，特别是神经性厌食患者会很排斥治疗和恢复自己的食欲。发现患者身体快速消瘦时，要尽力劝说其到医院治疗，及时纠正营养失衡状态，避免对身体造成不可逆的伤害。

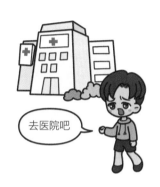

二、如何应对患者的异常进食行为?

1. 了解相关知识 照护者需要学习进食障碍相关知识，了解患者的异常进食行为，不要过于紧张和抱怨，但也不能置之不理。如果照护者的情绪不够稳定，这种情绪也会传递给患者。照护者也要学会识别自己的情绪，当感觉自己过于紧张、愤怒时，可以做深呼吸，放松一下，调整好自己的情绪，再跟患者沟通。

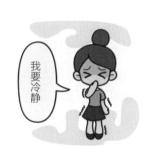

2. 积极配合 照护者需要配合医生、营养师和患者共同制订的饮食计划，提供符合饮食计划和患者喜爱的食物，促进患者的食欲。当患者拒绝食用时，可以邀请患者和其他人一同进餐。但不可操之过急，需要给患者一个恢复的时间。推荐少食多餐，一开始尽量给易消化吸收的软食或营养液，之

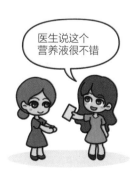

后再根据患者的康复情况逐渐改变食物的性状，慢慢恢复正常的饮食习惯。

3. 及时干预　当患者又开始暴食时，照护者需要在旁提醒，并限制患者所能取得的食物，同时帮助患者做一些感兴趣的事情来转移注意力，以打断患者的暴食行为。在这一过程中，照护者语气、态度需温柔而坚定。

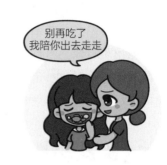

当患者平静下来后，照护者可以和患者一起探讨诱发暴食的原因，鼓励患者以笔记的形式记录下来。如果患者愿意的话，可以带着笔记和治疗师共同探讨怎样合理处理情绪。

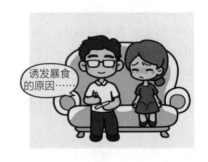

4. 记录　当患者反复催吐时，需要观察呕吐物的性状、量、有无出血，以便于医生判断患者是否存在消化道出血；同时需要记录患者的饮水量、小便量、呕吐量，以便于医生判断患者出入量是否平衡，是否存在水、电解质失衡的情况，以便及时对症处理。同时也需要了解患者反复催吐的原因。当患者已经与心理治疗师约定好不再催吐，需要帮助患者保管好催吐的工具，鼓励患者坚持按照计划进行训练。在患者进食后，尽量让患者和大家在一起半小时以上，防止患者再次催吐。

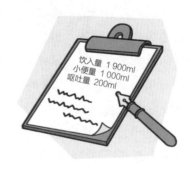

5. 家庭治疗　家庭治疗在进食障碍的治疗中也是有效的，照护者应当配合心理治疗师，积极参与家庭治疗。因为家庭治疗是一种把关注的焦点置于人际关系上的心理治疗方法，认为个体只有在互动和系统（家庭）中才能被说明、被理解，个体的困扰实际上是关系的困扰，是个体所在的系统出现了问题。因此，家庭治疗会帮助调节家庭成员之间的关系，达到重新建立一个新的、更融洽的家庭模式，这样会有助于疾病的康复。

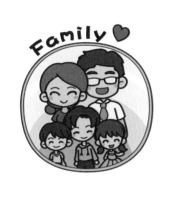

（张宇珊　李欣　庞忻　黄雪花　孟宪东）

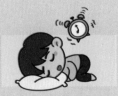

第·六章

漫话睡眠障碍——「数羊还是数水饺？」

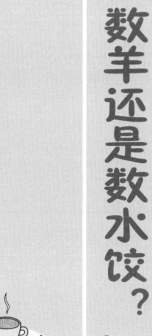

第一节 疾病解析

一、什么是睡眠障碍?

睡眠障碍是指各种原因引起的睡眠、觉醒的节律紊乱，导致睡眠质量不好，睡眠中出现行为异常。常见的类型有失眠障碍、嗜睡障碍、发作性睡病、梦魇障碍、异常睡眠。

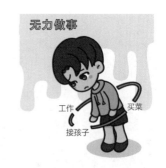

无力做事

工作 买菜 接孩子

（一）失眠障碍

失眠障碍是以频繁而持续的入睡困难或不能维持睡眠状态所致的对睡眠数量或质量的不满意的睡眠障碍。

1. 入睡困难　一般来说，超过 30 分钟无法入睡就属于入睡困难。

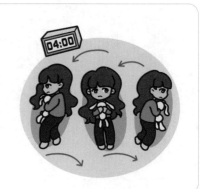

2. 睡眠维持困难

易醒：夜间醒 2 次以上，清醒时间大于 5 分钟，但能再次入睡。

早醒：如果觉醒的时间更长，而且无法再次入睡，称为早醒。

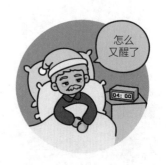

怎么又醒了

3. 睡眠问题导致功能受损　白天注意力不集中，打盹，感觉疲乏，做事效率低，心情烦躁等。

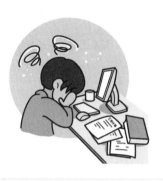

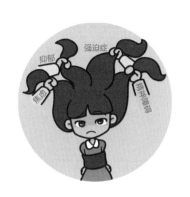

4. 每周出现 3 晚睡眠困难，或至少 3 个月存在睡眠困难，尽管有充足睡眠的机会，仍睡眠困难。

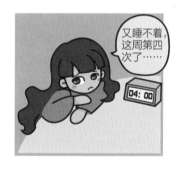

（二）嗜睡症

嗜睡症是指同一天内反复睡眠或陷入睡眠。

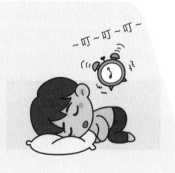

为什么会日间睡眠过多？

1. 夜间睡眠不足　不规则的睡眠习惯、不适宜的睡眠环境、睡眠节律紊乱和一些慢性的躯体疾病或精神疾病，都可能导致夜间睡眠不足。

2. 病理性睡眠　如发作性睡病，比较少见，主要特征是突然倒地并且全身无力、肌肉松弛，通常的表现是过度睡眠或昏倒。

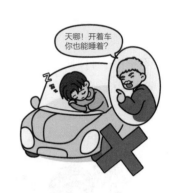

3. 呼吸相关睡眠障碍　表现为白天打盹、夜间周期性出现呼吸暂停及过度打鼾。通常与上呼吸道阻塞有关，以中年肥胖男性居多。

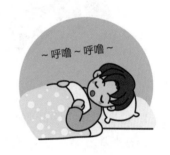

4. 原发性睡眠过多　这种情形也是非常少见的。患者常常会觉得自己就算起床了也要隔好几个小时才能完全清醒，在此之前一直都觉得很迷糊。

5. 睡眠昼夜节律异常　睡眠节律异常是睡眠和觉醒的时间出现了异常，其中由于跨时区引起的最为常见，也就是"倒时差"。轮班工作的人也容易出现，有规律的倒夜班多有易疲劳及短期的入睡困难，不规律的轮班或作息时间则常引起更多的睡眠问题、注意力损害等。

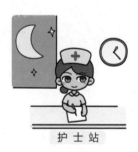

（三）异常睡眠

异常睡眠是指与睡眠或者睡眠节律有关的异常行为或者生理情况。

1. 梦魇　俗称"做噩梦"，所谓"日有所思，夜有所梦"，"做噩梦"可能就是在白天遇到了较为恐惧的事情，

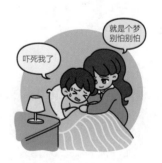

产生了害怕的体验，从而诱发了梦魇。频繁的梦魇可能与焦虑情绪有关。遇到重大的创伤、吸食毒品、戒酒、发热等也是梦魇的原因。

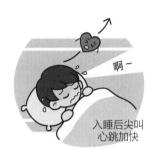

入睡后尖叫
心跳加快

2. 夜惊　夜惊较梦魇少见，多在儿童期出现，偶尔也见于成年时期。表现为入睡后几个小时出现尖叫，显得迷糊，心跳、呼吸会加快，数分钟后逐渐安静，并且能继续睡觉，第二天醒来基本不能回忆当时的情况，或仅仅有一小部分回忆。

3. 睡行障碍　睡行障碍俗称"梦游"，和夜惊一样，也常见于儿童，偶尔见于成人。表现为反复坐起甚至行走，有可能睁着眼睛，举止机械，患者可能会避开熟悉的物体比如衣柜、门，但很难唤醒，也不会回答问题，如牵拉患者，能将患者带回床上继续睡觉。

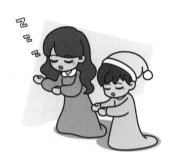

二、睡眠障碍对人的影响有哪些？

1. 长期经历睡眠问题，容易导致身体抵抗力下降。

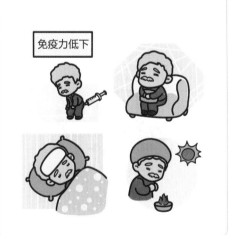

免疫力低下

2. 睡眠不好可引起记忆力减退、头疼。

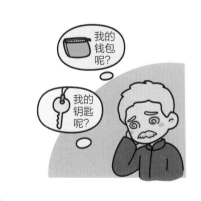

我的钱包呢？

我的钥匙呢？

3. 睡眠障碍影响学习、生活、工作。学习时注意力不集中，容易走神；工作效率低，易发脾气。

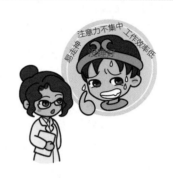

4. 睡眠障碍导致自主神经紊乱，出现心慌、胸闷、多汗以及情绪不稳、易发脾气、焦虑、抑郁、食欲下降、记忆力下降等。

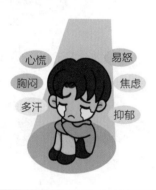

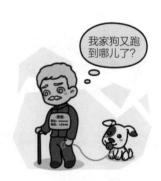

5. 儿童睡眠障碍可影响其生长发育。

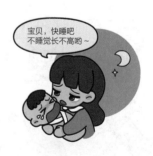

三、睡眠障碍如何治疗？

1. 心理治疗　用于改变有睡眠问题患者的不良心理以及行为因素。常用的方法主要有认知行为治疗、刺激控制、睡眠限制、放松训练。

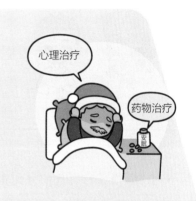

（1）认知行为治疗：帮助患者认识到自己对睡眠抱有的不合理信念，并进行修正，使患者树立对睡眠的积极、合理的信念，以此改善由不合理信念带来的焦虑、抑郁情绪，进而达到改善睡眠的目的。

（2）刺激控制：通过减少卧床时的觉醒时间，来消除患者存在的床和觉醒、沮丧、担忧等不良后果之间的消极联系。尽量使患者在卧床时间大部分处于睡眠状态，从而建立一种睡眠与床之间积极明确的联系，以使患者迅速入睡。严格执行规定的睡眠作息，以促使稳定睡眠 - 觉醒时间表的形成。

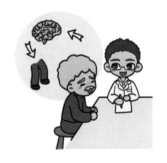

（3）睡眠限制：对于卧床时间长但实际睡眠时间短的患者，即睡眠效率低者，建议通过睡眠限制提高睡眠效率。具体做法为：白天尽量不卧床或小睡，夜晚无困乏感或睡意时不卧床，以增加夜间睡眠驱动力，促进睡眠连续性，提高睡眠效率。

（4）放松训练：降低睡眠时的紧张与过度警觉性，促进患者入睡，减少夜间觉醒，提高睡眠质量。初期，在专业人士（如心理治疗师）指导下进行，并坚持每天练习 2~3 次，练习环境要求整洁、安静。

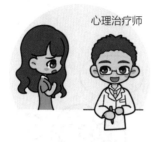

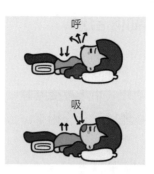

2. 药物治疗　目前使用最多的治疗睡眠障碍的药物为苯二氮䓬类（如阿普唑仑、劳拉西泮、艾司唑仑等）和非苯二氮䓬类（如右佐匹克隆、唑吡坦等）。但需注意，必须在精神科医生指导下用药，无论选择哪种药物，都要注意严格遵医嘱用药，避免自行增减药物剂量。

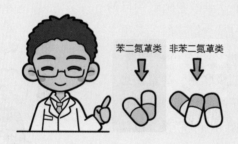

第二节 自我管理

一、如何识别睡眠障碍复发的征兆？

睡眠障碍不仅带来不良的躯体感受，还可能影响正常生活。正确地认识睡眠障碍，有利于尽早纠正不良睡眠习惯，获得更好的睡眠体验。那是不是睡眠障碍治好后就再也不用担心了？其实睡眠障碍也需要注意防止复发，学会识别其复发的征兆，有利于及时采取措施，预防再次出现睡眠障碍。

1. 失眠障碍

（1）再次自我感觉对睡眠数量或质量不满，出现入睡困难、睡眠维持困难、早醒其中一项或多项。

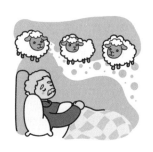

（2）再次出现社交、工作、学习、行为或其他重要功能的损害，次日感觉疲倦、乏力，难以集中注意力。

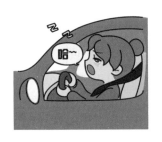

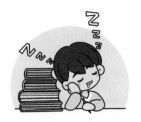

复发初期可能症状较轻，表现为情绪波动，如易心烦、易怒。

（3）每周至少出现三晚睡眠困难。

（4）入睡前感觉焦虑、心烦，越担心睡眠越睡不着，反复想一些复杂的问题。

（5）一些轻微的光线或声音即可打断睡眠。

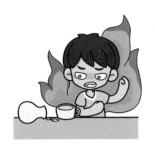

（6）失眠的原因并非因为滥用毒品、药物等出现的生理效应。

2. 发作性睡病

（1）一天当中反复的出现不可抗拒的需要睡眠、陷入睡眠或打盹。在近3个月内每周出现了至少3次。

（2）清醒状态时，出现突然倒地，每月至少出现几次。

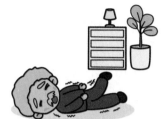

出现上述情况时需引起注意，尽快自我调整或求助医生，避免病情复发加重。

二、如何评估睡眠情况?

1. 阿森斯失眠量表 阿森斯失眠量表是国际公认的睡眠质量自测量表，可用以进行睡眠质量的自我评估（表6-1）。

表6-1 阿森斯失眠量表

本表主要用于记录个人的睡眠情况。根据自身实际情况，对于以下列出的问题，如果在过去1个月内每星期至少3次在您身上，就请您在相应的□上打√：

1. 入睡时间（关灯后到睡着的时间）	□没问题	□轻微延迟	□显著延迟	□延迟严重或没有睡觉
2. 夜间苏醒	□没问题	□轻微影响	□显著影响	□严重影响或没有睡觉
3. 比期望的时间早醒	□没问题	□轻微提早	□显著提早	□严重提早或没有睡觉
4. 总睡眠时间	□足够	□轻微不足	□显著不足	□严重不足或没有睡觉
5. 总睡眠质量（无论睡多长）	□满意	□轻微不满	□显著不满	□严重不满或没有睡觉
6. 白天情绪	□正常	□轻微低落	□显著低落	□严重低落
7. 白天身体功能（体力或精神如记忆力、认知力和注意力等）	□足够	□轻微影响	□显著影响	□严重影响
8. 白天嗜睡	□无嗜睡	□轻微嗜睡	□显著嗜睡	□严重嗜睡

该量表总共8个条目，每条从无到严重分为0、1、2、3四级评分。

总分小于4分：无睡眠障碍，或偶尔发生，对生活质量无影响或影响很小。

总分在4~6分：可疑失眠。病程大于4周小于3个月，经常发生，对生活质量中度影响，可通过自我合理安排作息时间、放松训练、体育锻炼等方式缓解。

总分在 6 分以上：失眠。病程大于 3 个月，几乎每晚发生，对生活质量的影响严重，除了采取上述方法，还应及时就医。

2. 睡眠日记　可以通过睡眠日记，记录自己 4 周或更长时间的睡眠情况（表 6-2）。比如，上床时间早于前日，入睡时间有所缩短；下午喝了咖啡，睡眠总时间少于以往。从而找出加重或者减轻这种状态的因素，避免不良因素，改变不良作息，促进良好的睡眠习惯。

表 6-2　睡眠日记

姓名： 记录开始日期：							
睡眠的模式	第一天	第二天	第三天	第四天	第五天	第六天	第七天
1. 今早起床的时间							
2. 昨晚上床的时间							
3. 昨晚入睡所需时间（以分钟记）							
4. 昨晚觉醒的次数							
5. 昨晚觉醒的总计时间							
6. 昨晚睡眠的总计时间							
7. 昨晚是否喝酒							
8. 午后是否饮用含咖啡因的饮料							
睡眠的质量	第一天	第二天	第三天	第四天	第五天	第六天	第七天
1. 今早你感觉如何？ （以 0、1、2、3、4 分别表示非常差、比较差、一般、比较好、非常好）							
2. 昨晚睡的好吗？ （以 0、1、2、3、4 分别表示非常差、比较差、一般、比较好、非常好）							

三、如何调整睡眠？

做好睡眠自我管理，正确认识和应对失眠，建立良好的睡眠卫生，可改善部分睡眠问题。以下方法可以帮助调整睡眠：

1. 自我放松训练　放松训练是指使人从紧张状态松弛下来的一种练习，直接目的是放松肌肉，最终使整个机体活动水平降低，达到心理上的松弛。

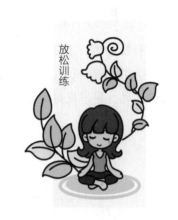

放松训练的基本条件包括安静的环境、一种舒适的姿势、注意力集中、有规律的训练。

（1）腹式呼吸：选择一个感觉放松的姿势，站立、坐下或平躺，准备练习，双手放于身侧、自然下垂。缓慢、深沉地呼吸，意念集中在腹部。用鼻吸气，深长而缓慢，感受腹部慢慢鼓起，保持胸廓不动。用嘴呼气，放松下颌和舌头，最大限度地内收腹部，保持胸部不动，如风般轻轻地吹出。控制呼吸时间，一呼一吸在 15 秒。其中吸气占 4~6 秒，在无不适的情况下，吸气后屏住呼吸 1~2 秒。呼气占 2~4 秒，呼气后也可屏住 1~2 秒。重复以上练习 5~10 分钟。

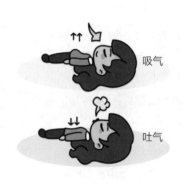

（2）吐故纳新风车运动：在腹式呼吸的基础上，双臂前后画圈，做风车样运动。身体站直，双臂前伸，吸气；再向后旋转双臂、画圆圈，呼气。然后反方向，也可以轮流画圈。重复练习，呼吸方法同腹式呼吸。

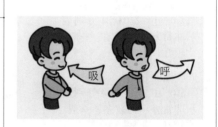

（3）冥想：集中注意力想象一个让自己舒适、放松的场景。例如，想象赤脚走在温暖的沙滩上，踩着细细绵绵的沙，碧蓝碧蓝的海水轻轻地拍打双脚，温暖的海风吹过脸庞，明媚的阳光照在脸上，享受面前海天一色的美景。

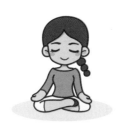

2. 改善睡眠环境　光线、噪声、陌生的地方可能成为影响入睡的因素。拥有熟悉、舒适、黑暗、安静的睡眠环境，能促进睡眠，缩短入睡时间。

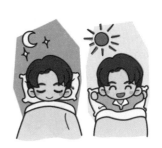

3. 促进睡眠的因素

（1）减少熬夜和日间赖床，建立规律的就寝和起床时间。

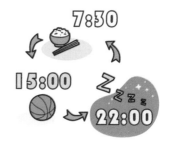

（2）床是用来睡觉的地方，只有感到困倦的时候才躺在床上休息。

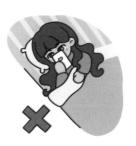

103

（3）上床后不再想复杂的问题，闭上眼睛，放空自己，安然入睡。

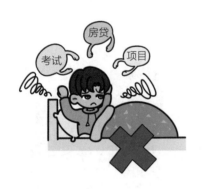

（4）适当的体育锻炼。

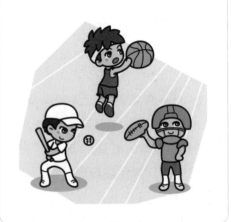

（5）睡前喝少量温牛奶，热水泡脚，听一段舒缓的音乐，或点一盏凝神的精油灯。

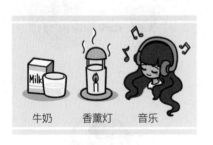

（6）保持愉快的心境，正确应对负面情绪，合理释放压力。

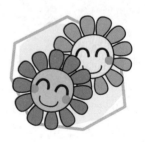

4. 需要避免的因素

（1）避免睡前剧烈运动。体育锻炼不宜在夜间9点后进行。

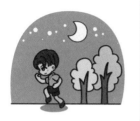

（2）避免睡前过度的兴奋，如观看恐怖电影、聚会等。

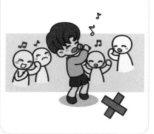

（3）避免午后饮用含有咖啡因的饮料，如咖啡、茶、碳酸饮料、功能饮料等。

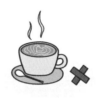

（4）避免过度的饮酒、抽烟。"睡前喝酒有助于睡眠"这个观点是错误的。低剂量的酒精对中枢神经有兴奋作用，少量饮酒可能引起失眠，而过多饮酒则会抑制中枢神经，出现昏昏欲睡，看似睡着了，其实会影响睡眠的持续性，使睡眠变得更浅，不利于健康的睡眠。睡前吸烟同样会影响睡眠，因为香烟中的尼古丁也有刺激神经兴奋的作用。

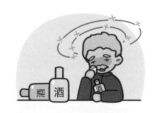

（5）避免白天睡眠过多。

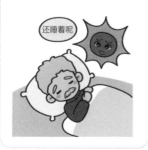

（6）避免睡前进食过多。

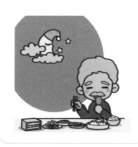

（7）避免清醒状态下长时间卧床。

以上方法适用于轻度失眠患者的自我调节。如果失眠时间过长，或者非常严重，已经影响到日常生活甚至工作、学习，就需要求助专业医生，排除躯体或者精神疾病，遵医嘱进行治疗。

第三节 照护者支持

一、如何帮助异常睡眠的患者？

患者出现以下异常睡眠时往往无法自我觉察，这时照护者应学会观察患者的睡眠情况，了解简单应对的方法，帮助患者改善睡眠。

1. 呼吸相关睡眠障碍

（1）在睡眠过程中，口鼻呼吸完全停止数秒甚至数十秒。

（2）注意观察患者睡着后的呼吸情况，如是否打鼾、是否存在呼吸暂停。

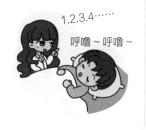

（3）如患者打鼾剧烈、存在呼吸暂停的情况，应注意患者的睡眠姿势，提醒其采取侧卧、保持呼吸道通畅。

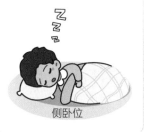

（4）对于肥胖者，提醒、协助其减轻体重。

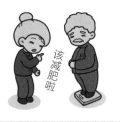

（5）向医生反馈患者睡眠情况。

2. 睡行和夜惊

（1）患者反复发作的睡眠时不完全觉醒，通常出现在睡眠的前 1/3 时段。

（2）发作时，患者面部表情呆板，对外界刺激基本没有反应，醒后患者并不能或仅仅只能少部分回忆。

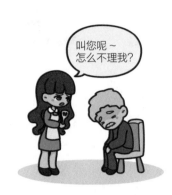

（3）合理安排患者的作息时间，多给患者心理安抚，避免睡前紧张情绪。

（4）睡前关好门窗，收藏好各种危险物品，以防睡行障碍发作时走失或受伤，不要在患者面前谈论病情，以免加重其紧张、焦虑的情绪。

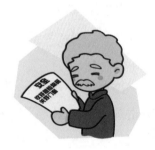

3. 睡眠感缺失

（1）失眠患者常常会有感觉自己整夜未眠的主诉。

（2）观察患者睡眠时的动态、呼吸是否均匀、有无频繁翻身等。

（3）次日询问患者是否知晓昨晚发生的事情，如照护者起床离开并再次躺下。

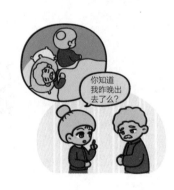

二、如何帮助睡眠障碍的患者?

1. 营造良好睡眠环境　准备安静的房间、舒适的寝具，共同制订合理的作息时间。

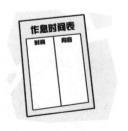

2. 心理支持与陪伴　倾听患者倾诉，了解其心理状态，给予关心、理解及言语鼓励，帮助其树立战胜疾病的信心，避免出现不耐心、嫌弃等态度。陪伴患者一同进行放松训练、体育锻炼、娱乐活动等，家人的陪伴能提高患者的主观效能。

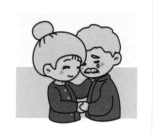

3. 督促就医　患者出现异常睡眠，需要及时就医时，鼓励患者就医。

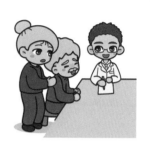

4. 协助药物管理

（1）按照医生开具的处方，监督患者按时、按量服药。

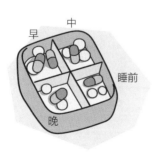

（2）妥善保管药物，避免药物囤积，造成意外。

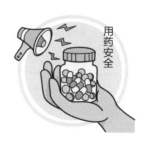

（李张燕　银燕　徐丽莎　庞忻　谢伟　孟宪东）

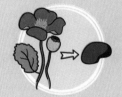

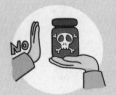

第七章
漫话精神活性物质所致精神障碍——「致命的糖果」

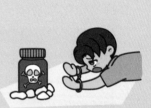

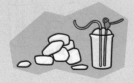

第一节 疾病解析

一、什么是精神活性物质？

精神活性物质又称为成瘾物质，是指进入人体后能够影响人类心境、情绪、行为，改变意识状态，并可导致瘾癖或依赖的一切化学物质，如大麻、致幻剂、吸入剂、阿片类、镇静剂、兴奋剂及其他相关物质。非法制售的精神活性物质又称毒品。

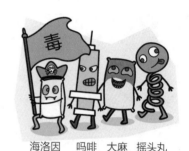

海洛因　吗啡　大麻　摇头丸

从流行的时间看，毒品分为传统毒品和新型毒品。

1. **传统毒品**　一般指鸦片、海洛因等阿片类流行较早的毒品。

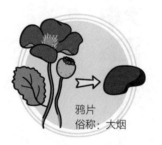

鸦片
俗称：大烟

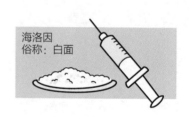

海洛因
俗称：白面

2. **新型毒品**　新型毒品又称"合成毒品"，也就是以化学合成为主的毒品。其种类较多，主要包括：

（1）中枢系统兴奋剂：代表物质包括甲基苯丙胺在内的苯丙胺类兴奋剂，如冰毒及冰毒片剂"麻古"等。

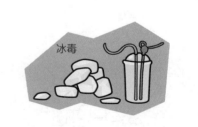

冰毒

（2）兼具兴奋和致幻作用的毒品：代表物质是亚甲基二氧基甲基苯丙胺（MDMA），如"摇头丸"、甲卡西酮等。

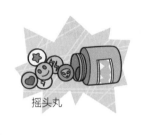

摇头丸

（3）致幻剂：代表物质有麦色酰乙二胺（LSD）及以氯胺酮为主要成分制成的"K粉"等。

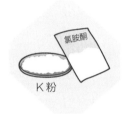

氯胺酮

K 粉

（4）一些以中枢抑制作用为主的物质：包括三唑仑、氟硝安定等。

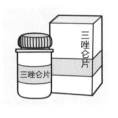

三唑仑片

三唑仑片

二、什么是成瘾?

成瘾是反复使用某种药物引起的慢性中毒状态。滥用精神活性物质可导致成瘾。成瘾具有以下特征：

1. 对成瘾的物质有强烈的渴求或冲动，驱使个体不择手段去获得该物质。

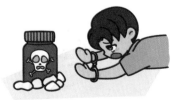

2. 对成瘾的物质的使用有加大剂量的趋势，即产生耐受性。

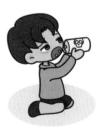

3. 对成瘾的物质产生精神依赖或躯体依赖。

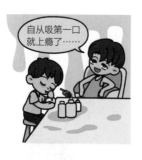

4. 对个人、家庭和社会都产生危害。

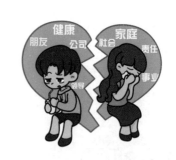

三、什么是戒断状态？

停止使用药物或减少使用剂量所出现的特殊的心理生理症候群被称为戒断状态。长期使用精神活性物质后，突然停用引起适应性反跳，一般表现为与所使用的精神活性物质药理作用相反的症状，如阿片的戒断反应有不安、无力、流涕、腹痛、腹泻、鸡皮疙瘩、呕吐等。

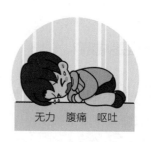

四、精神活性物质对人体有哪些影响？

1. 形成依赖 依赖是一组认知、行为和生理症候群，可分为身体依赖和心理依赖。身体依赖也称为生理依赖，主要表现为耐受性增加和戒断状态。心理依赖又称精神依赖，表现为渴求状态，俗称"心瘾"。

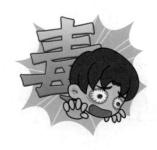

2. 功能紊乱和认知丢失　精神活性物质依赖可伴有多种功能紊乱。

（1）视力和听力下降、运动功能损害、认知功能下降，有时会发生痴呆。

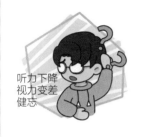

（2）大脑损害，造成残疾，如类帕金森病的严重震颤综合征。

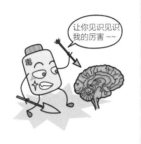

（3）苯丙胺类药物可造成神经冲动、情感、性功能、睡眠和痛觉障碍。

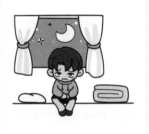

（4）学习和工作能力明显下降等。

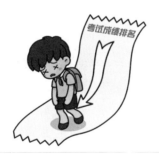
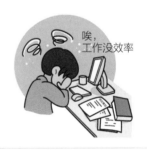

3. 多脏器损害　精神活性物质依赖不只是脑损害，全身各脏器也同样会受到不同程度的损害，遭遇各种各样的健康问题。不同精神活性物质其危害有所不同。

（1）阿片类药物依赖可造成胃肠道疾病、便秘、肝功能损害、肾功能障碍、口腔黏膜和牙齿损坏、面部结构变形等严重后果。

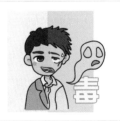

（2）苯丙胺类药物依赖可导致心脏受损、心率加快、血压上升，甚至心肌痉挛，破坏人体体温调节机制，出现痉挛和致命性高热等。

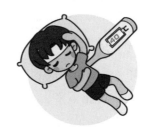

（3）可卡因依赖明显减少脑血流灌注，加快心率，增加血液黏稠度，导致痉挛和突发心脏病等，降低人体抗感染能力而使滥用者易患感冒、肝炎等疾病。

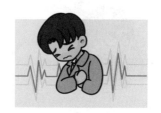

（4）致幻剂使血压增高，肌肉过度收缩造成骨折，还可能引发暴力行为等。

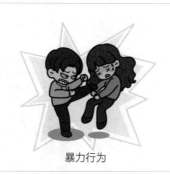

暴力行为

4. 中毒、缩短生命，甚至死亡。

精神活性物质依赖者死亡原因主要有：

（1）因精神活性物质使用过量引起中枢神经过度抑制，使呼吸减慢、昏迷、呼吸停止而导致死亡。

（2）戒断反应、多药滥用中毒致死。

（3）细菌性心内膜炎、败血症等并发症导致死亡。

（4）精神障碍致死，产生幻听、幻视等精神症状或抑郁过度而自杀。

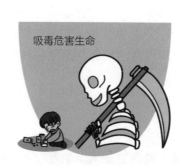

吸毒危害生命

5. 精神心理损害　精神萎靡，情感反应淡漠，思维跳跃、散漫、中断，焦虑、抑郁等情绪症状。

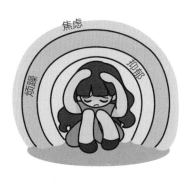

6. 异常的兴奋与幻觉　如幻听、幻视等，罪恶妄想、被害妄想等精神症状。

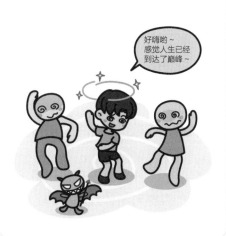

7. 生活模式也发生改变　如时差颠倒、昼夜不分等。

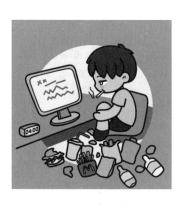

8. 传染病　传染病在精神活性物质滥用者之间传播非常迅速，尤其是静脉注射精神活性物质滥用者。最常见的是艾滋病、结核病、乙型肝炎、丙型肝炎及性传播疾病等。

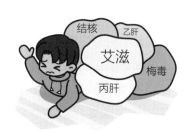

9. 其他　男女均可出现生育能力降低，女性可表现为月经紊乱或闭经等。

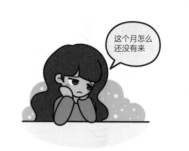

五、如何科学地停止使用精神活性物质？

帮助个体科学地停止使用精神活性物质，需要药物治疗和心理、社会干预相结合。

1. 药物干预　主要是替代治疗，用与毒品有相似作用而对躯体没有较多伤害的药物来替代毒品。例如，用美沙酮替代海洛因及其他阿片类物质，以降低阿片类物质的使用。

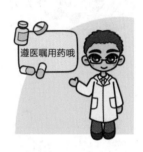

2. 对症支持治疗　包括躯体症状、精神症状等的对症处理。

3. 心理、社会干预　对成瘾者身心康复、回归社会和预防复吸等有较好的治疗效果。主要包括：

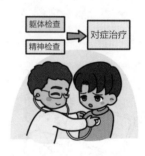

（1）认知治疗：主要是为改变导致适应不良行为的认知方式，改变对使用毒品的错误认知，帮助应付急性或慢性渴求，促进社会技能，强化其不吸毒行为。

（2）行为治疗：又称为行为矫正，通过各种行为技术强化不吸毒行为，

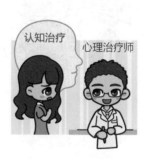

减少吸毒行为。如厌恶疗法是一种帮助精神活性物质依赖者将所要戒除的靶行为同某种使人厌恶或者惩罚性的刺激结合起来的心理治疗方法。例如，要戒除精神活性物质滥用的不良行为，可以在滥用者心理渴求出现时使用催吐的阿扑吗啡或者电刺激等惩罚性刺激，造成对精神活性物质的厌恶反应，从而阻止并消除原来的不良行为。

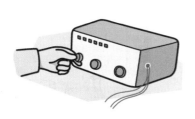
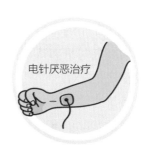

电针厌恶治疗

（3）家庭治疗：通过在家庭成员内部促进谅解、增进情感交流和相互关心的作法，改善家庭功能，促进成员间的感情交流，提高治疗支持程度。

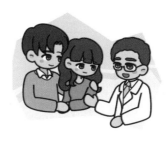

第二节 自我管理

一、如何识别复吸的高危情景和高危因素？

停止吸食毒品后，为了防止复吸，需要学会识别高危情景和认识高危因素，进行回避或有效的应对。

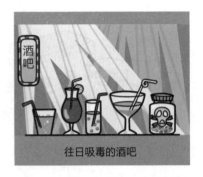

往日吸毒的酒吧

高危情景通常是指威胁到物质滥用者自我控制感的情况、事件或情景，如回到以往吸毒的场所、看到吸毒的用具"触景生情"等。

高危因素主要包括：

1. 负性的情绪愤怒、焦虑、挫折感、抑郁、厌烦等感受。

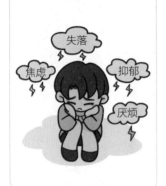

2. 社会压力来自环境、同伴或者使用精神活性物质的压力。

3. 躯体戒断症状、欣快感、与精神活性物质有关的线索以及心理渴求。

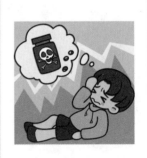

识别高危情景的方法主要有以下两种：

1. 自我监控　识别自己在何种情况下会尝试使用成瘾物质，完整记录物质滥用情况或渴求，即何时、何地、为什么想使用毒品。再参考既往自己或其他人有效的规避经验，选择适当的方式来避免复吸。

2. 直接观察　列出各种场景对自己的诱惑程度以及有效应对复吸的自信程度，通过自信程度预知危险程度。

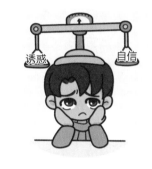

二、如何应对复吸诱惑？

面对高危情景，需选择合适的、直接的方式去应对。

1. 部分情景可回避　避免去售卖毒品的地方，远离以往吸毒的场所。

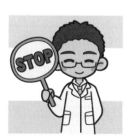

2. 掌握自我调整的技巧 如放松训练、压力管理等。

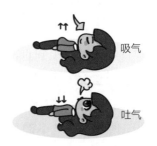

3. 建立平衡的生活方式 做到劳逸结合，适量安排休闲活动。培养积极的运动习惯，如慢跑、瑜伽等，加上健康的生活方式，如合理的饮食和良好的睡眠等。

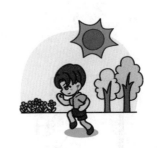

4. 谨慎交友 远离毒友，当面对同伴的诱惑时应果断拒绝，或者秘密报案。

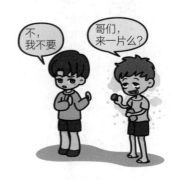

5. 给自己设立目标、发展爱好 为自己设立积极的生活目标并为此奋斗，保持忙碌、积极和充实的状态。培养良好的兴趣爱好，丰富个人业余生活。

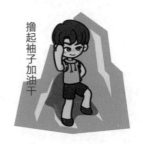

6. 自我奖励　安排喜爱的、积极的活动作为对自己不吸毒行为的奖励，如一次旅游、一场音乐会。

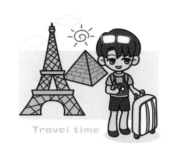

三、察觉自己不能有效应对吸毒渴求时怎么办？

察觉自己不能有效应对吸毒渴求时，应积极寻求第三方帮助。

1. 医疗机构　主动前往医疗机构寻求帮助，积极治疗对毒品的心理渴求及戒毒后的迁延症状，如躯体不适、食欲减退、失眠、情绪波动等，遵医嘱用药，定期复诊。

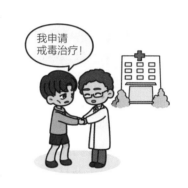

2. 社区戒毒　社区戒毒是一种专门为戒毒后的成瘾者进一步康复、预防复吸、完成社会再整合的场所，如使用戒毒药物脱毒治疗及维持治疗，也包括提供必要的职业技能培训、就业指导和援助。

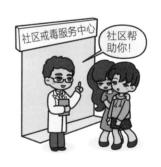

3. 强制隔离戒毒　强制隔离戒毒是对拒绝接受社区戒毒的、社区戒毒期间吸食或注射毒品的、严重违反社区戒毒协议、经过社区戒毒难以戒除毒瘾的人员，由公安和司法部门在隔离外界影响的条件下实行的戒毒治疗，包括针对性的生理、心理治疗和身体康复训练。

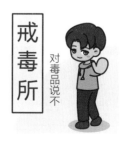

4. 自助组织　现今有很多匿名自助互助组织，如嗜酒者匿名互诫会（alcoholics anonymous，AA）、匿名戒毒会（narcotics anonymous，NA）、自我管理和康复训练（self management and recovery training，SMART）、清醒女子会等。

（1）匿名戒毒会（NA）：是一个具有国际影响的戒毒自助的集体组织，由一些戒毒康复者或正在接受治疗的药物依赖者组成。NA组织的成员间无等级差别，即人人平等。NA康复程序的核心是按照所谓的"十二步戒毒法"进行活动。在活动中，大家共同讨论戒断过程中遇到的问题，分享彼此的经验、力量和希望，相互支持和帮助，以帮助成员走向康复之路，通过助人达到自助的目的。NA重视匿名原则，相信吸毒和其他药物成瘾是一种可以治好的病。

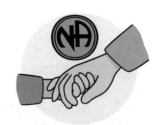

（2）自我管理和康复训练（SMART）：是一个国际性的戒瘾志愿组织，为各类成瘾行为提供科学有效的戒瘾方法。主要是运用四阶段方法：①建立和保持动机；②应对冲动；③自我管理思维、行为及感觉；④建立平衡长期满足和短期满足的生活方式。活动方式包括论坛、网络会议和当地面对面会议。SMART把成瘾行为看做是复杂的适应不良的行为，而不是当做疾病，以科学为基础的，而不是纯精神的，是教人自力更生，而不是教人无能为力，并且不提倡使用像"酗酒者"或"成瘾者"这样的标签。

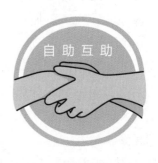

第三节 照护者支持

一、如何识别复吸的"苗头"？

绝大多数精神活性物质使用者在吸食毒品期间都会出现一些异于平常的行为，照护者需要留心观察患者的改变，提高警惕。一旦发现有精神活性物质滥用行为，要以严肃的态度督促其立即停止，到自愿戒毒所或相关医疗机构进行诊断和治疗。

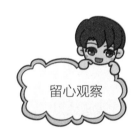

1. 生活规律和行为习惯发生明显改变 如生活变得不规律，经常熬夜，或者长期嗜睡，吃饭不规律，食欲不振及体重下降，不顾个人卫生，邋遢懒散，有的人身上会有明显异味，这些都是危险的信号。

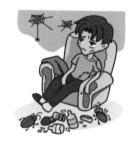

2. 花费不断增多 毒品价格昂贵，一旦沾染毒品，就需要花费大量的金钱去购买。家属需观察有没有去向不明的大额消费，而且他们通常还会向周围亲戚、朋友等以各种各样的理由和借口借钱，一旦无法满足，还可能出现偷窃、攻击、抢劫等行为。

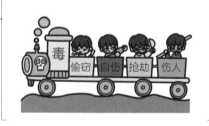

3. 性格、社交发生变化 突然变得易怒、暴躁、不安，大多会出现孤僻、敏感、猜疑、焦虑，不愿意社交，怕被发现吸毒行为而远离原来正常的朋友圈。不关心家庭，对家人态度改

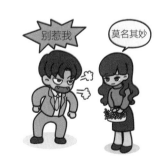

变、淡漠，有的连自己父母、配偶或者子女都漠不关心。

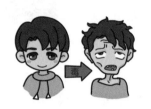

4. 身体状态改变　初期主要表现出身体明显消瘦和营养不良，面部粉刺、溃烂和感染等。吸食毒品对身体各个器官都会造成危害，还会出现幻觉、妄想等精神病性症状。而每一种毒品吸食后所表现出来的症状会不一样，当观察到成瘾者有异常行为时，应提高警惕。

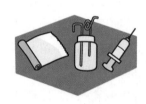

5. 在家发现注射器、奇怪的瓶子、锡纸、吸管等，需警惕为吸毒工具。

二、照护者如何与精神活性物质成瘾者沟通？

成瘾者具有无价值感、不自信感和社交焦虑等心理特点，有效的沟通方式能够避免争执和冲突。

1. 表达关心和倾听　倾听体现了真诚的态度及对他们的尊重与重视，同时还可以了解他们的想法与问题。

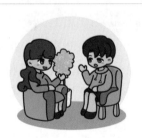

2. 理解与分享　接纳和理解他们的看法、感受和情绪反应，站在他们的角度去理解其所面临的问题及感受。有时，家属也可与他们分享自己的个人经历、情感、态度与观点，让他们产生感同身受的想法以及信任感。

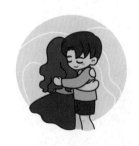

3. 积极反应和鼓励　交流过程中给予积极反应，鼓励对方继续交流，让他们感觉到被倾听和理解。

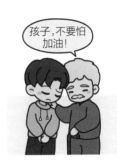

4. 引导做出正确的选择　由于许多精神活性物质滥用者认知会出现偏差，照护者可以告诉患者应该做什么事、可以说什么话，引导他们面对正在回避的问题，帮助他们将没有考虑到的一些行为与后果联系起来。做到动之以情、晓之以理。

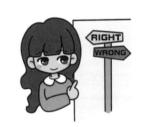

三、照护者应如何配合"戒毒"？

1. 真实反映患者的生活环境和社会背景，密切观察有无复吸迹象，与医生相互沟通交流，及时发现和解决患者戒毒过程中出现的生理症状、思想波动等问题，制订长期有效的康复计划，为脱毒康复治疗和回归社会做好准备。

沟通病情

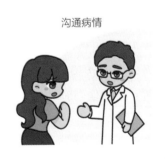

2. 主动了解一些毒品成瘾及治疗的相关知识，知道成瘾是一种特殊的大脑神经疾病，而且还伴有精神、心理、行为等方面的异常。目前还没有一种药物或单一治疗方法能完全解决毒品成瘾问题，戒毒治疗是生物医学＋心理治疗＋行为矫正的综合性治疗过程。

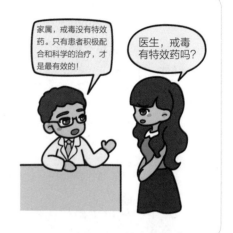

3. 创造和谐温馨的家庭环境，帮助戒毒者树立信心和重新生活的勇气。

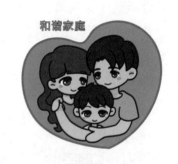

4. 给予鼓励和支持　患者遇到困难或压力时经常会用吸毒的方法来麻醉自己，逃避现实，所以需要及时与其沟通交流，倾听他们的诉说，帮助他们应对和减少压力。

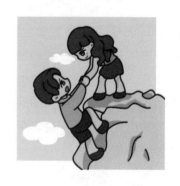

四、如何帮助成瘾者预防复吸？

戒毒的关键是预防复吸，维持操守。而导致复吸的原因比较复杂，有生理因素、心理因素，也有社会因素，如"毒贩的引诱""受歧视""无事、无聊、寂寞"等。

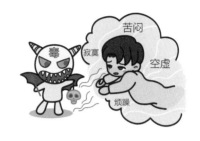

家属要帮助成瘾者建立信心，也要和他们一起认识和掌握应对治疗中导致复吸的不利因素和处理技巧。例如：

1. 断绝与毒贩的联系。

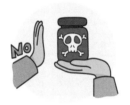

2. 积极安排他们的生活和工作，帮助他们重建人际关系，共同打造一个全新的环境和社交圈。

认识新朋友

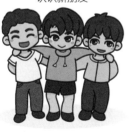

3. 加强回归社会的监督和教育，积极配合和监督戒毒者定期参加社区活动、接受心理辅导和成瘾物质的检查（如尿液检查）等。

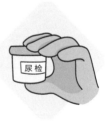

（文守琴　徐丽莎　庞忻　谢伟　孟宪东）

129

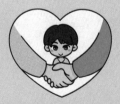

第八章

漫话注意缺陷多动障碍——「不停歇的小马达」

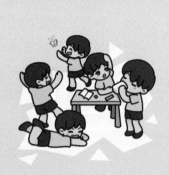

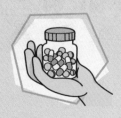

第一节 疾病解析

一、什么是注意缺陷多动障碍？

注意缺陷多动障碍俗称多动症，是指发生于儿童时期，与同龄儿童相比，以明显注意集中困难、注意持续时间短暂、活动过度或冲动为主要特征的一组综合征。多动症是在儿童中较为常见的一种神经发育障碍。

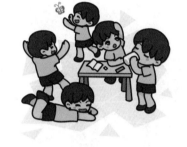

（一）疾病特点

1. 患病率高　学龄儿童3%~6%。

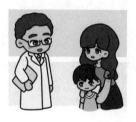

2. 损害重　患者学业和职业成就较低，给家庭造成负担。

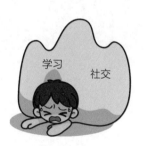

3. 慢性、终身性特点　70%患者症状会持续到青春期，30%~50%患者症状持续终身。

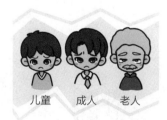

儿童　成人　老人

4. 治疗效果好。

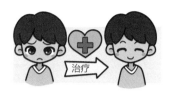

（二）主要临床表现

1. 活动过多

（1）幼儿早期：格外活泼，开始走路时以跑代步。

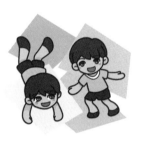

（2）幼儿期：好动，坐不住，爱登高爬低、翻箱倒柜，难以安静地玩耍。

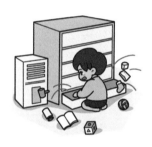

（3）学龄期：上课坐不住，小动作多，爱玩弄笔头、橡皮擦等，话多，好奔跑喧闹。

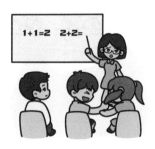

（4）青春期后：小动作减少，常常感到坐立不安。

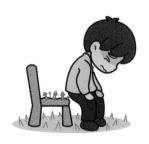

多动症儿童与正常好动儿童鉴别见表 8-1。

表 8-1　多动症儿童与正常好动儿童的鉴别

鉴别要点	多动症儿童	正常儿童的多动
场合	不分场合，尤其是需要安静的场合无法安静下来	适当的场合表现多动、灵活
行为性质	行为唐突、冲动、冒失、过分恶作剧	行为有目的性、计划性
自控能力	在陌生的环境中自控能力差	在陌生的环境中自控能力好
学习成绩	往往成绩差	成绩不受影响

2. 注意力集中困难

（1）注意集中时间短暂，容易受环境的影响而分散。常常不能把无关刺激过滤掉，对各种刺激都会产生反应。在听课、做作业时，注意力难以保持，好发愣走神。

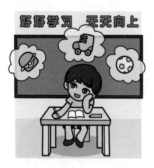

（2）经常因周围环境中的动静而分心，东张西望，喜欢接话茬。

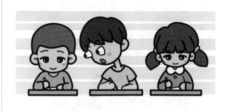

（3）做事往往难以持久，常常一件事未做完又去做另一件事。

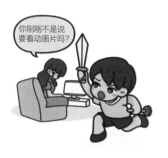

（4）难以始终遵守指令完成要求完成的任务。

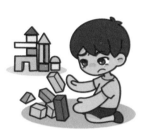

（5）做事时不注意细节，常因粗心大意而出错。

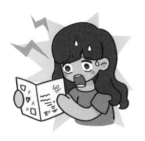

（6）经常有意回避或不愿意从事需要较长时间集中精力的任务，如写作业，也不能按时完成这些任务。

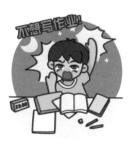

（7）常常丢三落四，遗失自己的物品或好忘事。

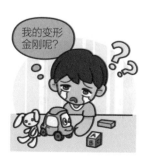

（8）与患儿说话，常常心不在焉，似听非听等。

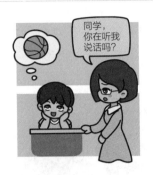

3. 情绪不稳，冲动任性

（1）多动症儿童由于缺乏克制能力，容易激惹，常常对一些不愉快刺激作出过分反应，以至于在冲动之下伤人或破坏东西。

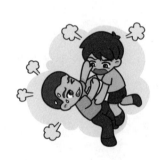

（2）做事无耐心，急急匆匆，不能延迟满足。

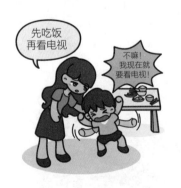

（3）情绪不稳，容易过度兴奋，无故喊叫或吵闹。

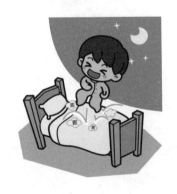

（4）常常会不分场合地插话、打断别人的谈话，或打扰、干涉他人的活动。

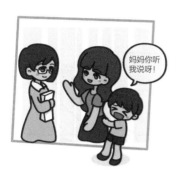

（5）经常未经允许而抢先回答老师的问题。

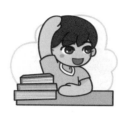

（6）常常登高爬低而不考虑危险，鲁莽中给他人或自己造成伤害。

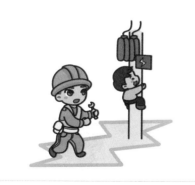

（7）容易因一点小事而不耐烦、发脾气或哭闹，甚至出现反抗和攻击性行为。

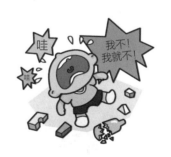

4. 认知障碍，学习困难，效率低下

（1）多动症患儿存在空间知觉障碍、视听转换障碍等，虽然智力正常或接近正常，但由于注意障碍、活动过度和认知障碍，常常出现学习困难，学业成绩常明显落后于智力应有的水平。

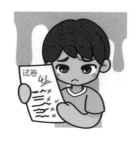

（2）综合分析障碍，分不清主体与背景的关系。不能分析图形的组合，也不能将图形中各部分综合成一体。

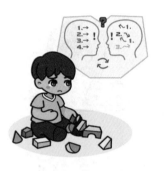

（3）空间定位障碍，分不清左右，把"6"读成"9"，或把"d"读成"b"。

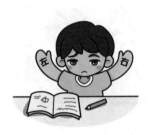

二、多动症对患儿有哪些影响？

1. 学习障碍　大部分多动症儿童有严重学习困扰。

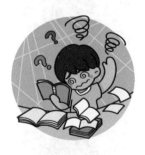

2. 社会行为问题　与人相处多矛盾，常打架斗殴。

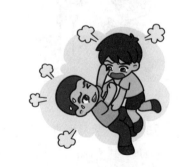

3. 情绪不稳 若不及时干预，到青春期易出现违纪及破坏行为、物质滥用问题。

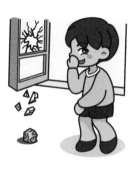

4. 逃避学习或其他需要保持注意或遵守纪律的活动。

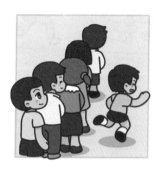

三、多动症如何治疗？

（一）药物治疗

1. 中枢神经兴奋药 中枢神经兴奋药是注意缺陷多动障碍的主要治疗药物，包括哌醋甲酯、苯异妥因、苯丙胺，治疗效果较好。

2. 非中枢神经兴奋药 特异性去甲肾上腺素再摄取抑制药，如盐酸托莫西汀。

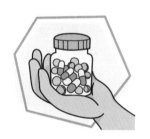

3. 三环类抗抑郁药 包括氯米帕明或阿米替林等，一般不作为首选，只有当中枢神经兴奋药无效或合并抑郁症、品行障碍和抽动障碍时选用。

（二）多模式及多层面社会心理干预

多模式心理干预

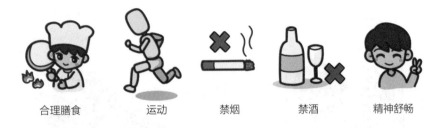

| 合理膳食 | 运动 | 禁烟 | 禁酒 | 精神舒畅 |

多层面心理干预（表8-2）

表8-2　多层面心理干预

干预对象		干预内容
患儿	心理教育	游戏训练 / 认知训练，自我管理培训，生物反馈
父母	心理教育	父母管理培训
学校	心理教育	学校行为干预

1. 患儿父母培训

（1）什么样的家长适合参加父母培训？

1）确诊或怀疑为多动症儿童的家长。

2）确诊后不愿意首选药物治疗或暂时不适合（年龄小于6岁）药物治疗的多动症儿童家长。

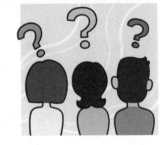

3）希望深入了解多动症儿童的家长或教师。

（2）父母培训有哪些要点？

父母培训方案是行为干预的方式之一，总结为儿童行为管理八步法，主要是针对违抗行为的管理策略，帮助家长减轻亲子沟通的压力，在互动期间形成更为良性的沟通模式。具体步骤：

1）正确的关注。

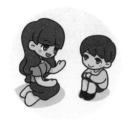

2）适时表扬。

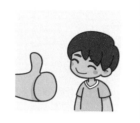

3）当表扬亦无效时，使用奖励。

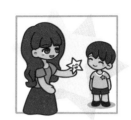

4）温和的惩罚。

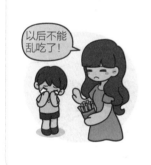

5）暂时隔离。

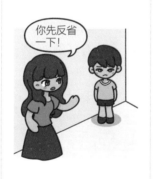

6）公共场合监管。

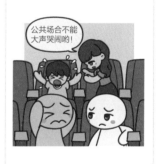

7）协助老师。

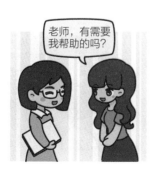

8）面对将来。

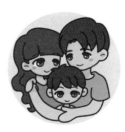

（3）什么是教养计划六步法？

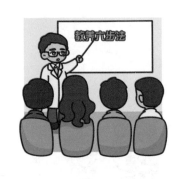

在既往家长培训方案的基础上，更多考虑儿童的核心症状、教养水平与执行功能特点，将传统训练与儿童互动结合。具体内容依次为：

1）帮助家长理解和适应孩子的多动症行为。

2）向家长介绍帮助多动症儿童的策略方法。

3）通过游戏改善孩子的注意力。

4）促进家长与孩子的沟通。

5）在家庭之外的地方管理多动症儿童的实用性指导。

6）教会孩子将来如何应对学校或其他重要场合，并复习之前学到的策略。

2. 家庭治疗　从系统论观点分析，孩子作为家庭系统中的一员，孩子出了问题，反映出家庭中的问题，如亲子关系紧张、家庭教育不科学等。同时，家里有多动症患儿，也常常导致大人之间的关系紧张。因此，在采取积极的防治措施时，必要时其他的家庭成员也要接受咨询。系统化的家庭治疗是家庭治疗的一种，以家庭结构、子系统和界限为核心，通过改变家庭动力和家庭组织结构以改变个人及家庭。

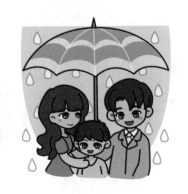

（1）多动症儿童的家庭结构有哪些特点？

1）有效沟通较少且方式欠缺。

2）家庭角色表现冲突或分工不当。

3）亲密度低且情感反应不适合。

4）过度干预或缺乏情感介入。

5）行为控制能力缺失。

6）过度保护或粗暴打骂的问题解决方式。

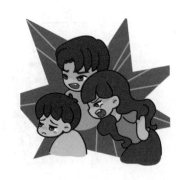

（2）为什么要做家庭治疗？

1）改变固有的家庭模式，调整既有的僵化的认知体系以及行为模式。

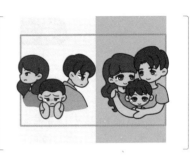

2）帮助家庭识别并理解儿童的症状，寻找儿童症状背后的功能和意义。

3）对儿童给予家庭支持，避免矛盾激化以及其他外在刺激因素。

3. 社会技能和情绪管理培训

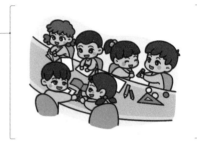

（1）帮助多动症儿童学会正确对待他人，解决好人际关系，相互学习，接受奖励或批评。

（2）训练如何处理挫折和恼怒等方法。

4. 学习技能培训

（1）调整患儿书桌位置，固定写作业时间：和孩子约定固定家庭作业时间，清理书桌周围让其分心的物品。

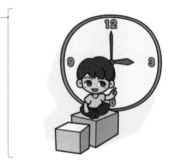

（2）切割作业时间：把作业的时间分割成为每 15~20 分钟为一段，检查每段进度，如按计划完成，及时鼓励。

（3）给予适当协助：当患儿遇到无法自行解决的困难时，可以给予策略性协助，即提示而不说出答案。

（4）建立家庭作业奖励制度：如积分兑换制。

5. 脑电生物反馈　多动症的功能失调涉及大脑的多项功能，包括睡眠调节、疼痛调节、感觉信息加工过程、工作记忆、执行功能和情绪控制等。治疗前先进行基线测试，检测患儿的基础状态。在治疗过程中使用特殊的动画、音乐、朗读等方式，使患儿集中注意力，减少多动次数的发生。

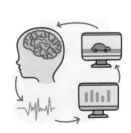

第二节 照护者支持

一、可以向哪些机构求助？

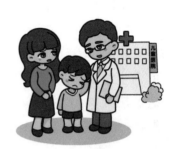

1. 精神专科医院儿童心理科。
2. 综合医院神经发育儿科。
3. 儿童保健科心理门诊和发育行为门诊。

二、需要配合医生做哪些检查？

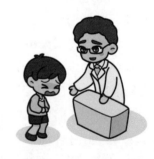

为了排除其他疾病或者明确是否存在合并症，一般会做如下检查：

1. 脑电图　多动症儿童脑电图异常率较正常儿童高，主要表现为慢波的增加。

2. 脑诱发电位　多动症儿童由于注意力不集中，脑诱发电位晚，成分波幅的变化差异缩小，可协助诊断。

3. 智能测试　多动症儿童的智能水平大多正常，但由于其学习困难等原因，其智能水平多在正常范围的下限，部分患儿可有认知能力的缺陷，主要表现为综合分析和视觉空间定向障碍等。

4. 影像学检查　脑部 CT 和头部核磁共振检查。

5. 心理评定量表　常用的有 Conners 儿童行为问卷，其中包括父母问卷、教师问卷和简明症状问卷，还有注意测验。

三、药物治疗需要注意什么？

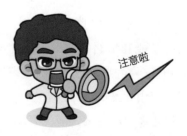

注意啦

1. 中枢神经兴奋药注意事项　中枢神经兴奋药仅限于 6 岁以上使用。早晨上学前口服，剂量增加后分 2 次，早晨和中午口服，下午4时以后禁止使用。

2. 常见不良反应　食欲下降、睡眠障碍（入睡延迟）、头痛、烦躁和易怒等。一般用药4周到6个月内消失。

3. 消化系统不良反应的处理

（1）辅助药物：服用多酶片、维生素 B_6 等减轻症状。

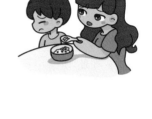

（2）饮食调整：食用高热量食物，少量多餐，以提供热量和营养。

（3）调整服药时间：饭后服药，减轻不良反应。

4. 有关药物的相关疑问

（1）为什么药物有效时间需要12小时？

药物治疗的目的是使患儿保持注意力集中，完成学习任务。合理目标，有效的治疗方案，必须给予患儿能够保证12小时治疗效果的药物，以控制白天的症状。

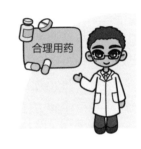

（2）假期可以停药吗？

有些家长只在孩子上学期间甚至只在考试之前服药，假期就停药，这种做法非常不妥。多动症是一种慢性疾病，时刻都威胁着孩子健康成长的方方面面。即使在节假日期间，孩子也要学习、社交、发展和完善情感心理。

（3）多动症药物治疗需要长期随访吗？

多动症作为一种慢性神经生物性疾病，在接受治疗后大部分孩子病情会逐渐得到控制。在长期治疗的同时也需要注意定期复诊。定期随访有助于让医生了解孩子病情的变化，并尽早发现可能出现的药物不良反应，从而及时调整治疗方案。

（4）药物治疗影响孩子身高发育吗？

长期用药的风险较多关注的是对生长发育的影响。一些研究发现，药物在短期内对患者的身高和体重增长有一定负面影响，长期服药的孩子身高发育受阻并不明显，与同龄人无明显差异。

四、如何对孩子进行训练?

1. 认知行为干预 多动症儿童的认知行为训练主要包括执行功能的训练(尤其是执行抑制的训练)、视听工作记忆能力的训练、视觉辨别、听觉辨别、视听唤醒、空间时间感训练及触觉感训练等。训练中要求多动症儿童尽量减少冲动反应和遗漏反应,提高反应的准确率和效率,目的是要提高多动症儿童冲动控制能力和延迟满足能力。

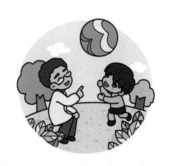

2. 行为矫正疗法 是通过开展和实施某些程序和方法来帮助儿童改变其行为的一系列客观、系统的方法。常用的行为矫正技术主要包括行为强化技术、行为消失技术(消退法)、惩罚技术、契约技术(契约法)、静坐法等。

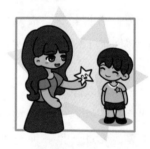

3. 自我管控训练 主要包括监控自身行为、进行自我评价以及进行自我强化等。与其他几个方法相比,此方法是从患儿自身出发,从根本上解决问题;根据制订的计划表实施具体措施,争取取得长期的疗效;生活中建立一个架构,发展固定的规律,规律建立得越成功,出现问题的机会就越少。

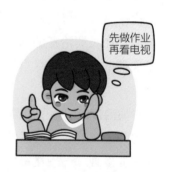

先做作业再看电视

五、患儿家长需要注意什么？

1. 自身压力管理

多动症患儿的父母长时间的精力耗竭，情绪受到很大的冲击，照顾好自己才能更好地照顾孩子。在处境艰难的时候需要向外寻求支援及减轻压力的方法：

（1）与配偶分担照顾孩子的任务。

（2）找时间做自己喜欢的事。

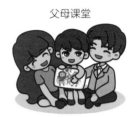

（3）参加父母培训，了解疾病，学习应对策略。

（4）必要时接受专业心理干预。

2. 改善亲子关系　父母和孩子需要在轻松、积极、正面的气氛中相处，从另一个角度来认识彼此，创造和谐相处的经验。使父母看到孩子也有柔顺、风趣和可爱的一面。每天抽出 20~30 分钟与孩子互动，如游戏、阅读等。

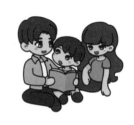

3. 成为孩子的坚强后盾　给孩子打气，让孩子体验到父母的支持。

4. 将注意力放在最重要的事情上。

5. 设定问题界限，即可接受和不可接受。

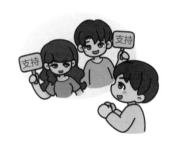

6. 纠正患儿不良行为时需注意：

（1）不要情绪化。

（2）简单清楚地表明自己的想法。

（3）预先想好行为后果。

（4）批评孩子行为，而非攻击人格。

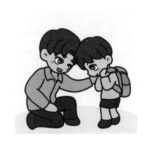

六、如何与学校及老师合作?

家庭到学校（family school success，FFS）的治疗技术，是将家长培训技巧应用到学校中，通过老师与家长的配合，将行为管理技术同时渗透到学校生活与家庭生活，对儿童在学校的行为也有改善作用。

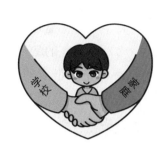

这种联合方案使儿童在生活中的多个场景下都能够及时得到行为矫正与规范，治疗的衔接更为紧密。

FFS 包括以下步骤：

1. 家长和学校必须都了解问题的所在，双方把孩子问题看成实际存在的，共同寻找实际解决的办法。

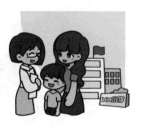

2. 父母和老师应该找出最直接、有效的做法。例如，互相报告重要事情，老师记录孩子在课堂上好或不好的表现，相互以联络簿方式提醒孩子写作业及带重要学习教材等。

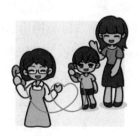

3. 老师、父母和孩子三方定期约谈。老师和父母可交换观察心得，确定孩子进步项目，约定下一步计划。

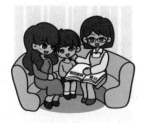

（杨涛　徐丽莎　庞忻　黄雪花　孟宪东）

参考文献

［1］郝伟，陆林.精神病学［M］.8版.北京：人民卫生出版社，2018.

［2］孟宪东，谢伟.精神心理疾病调护与治疗指南［M］.成都：四川科学技术出版社，2020.

［3］刘哲宁，杨芳宇.精神科护理学［M］.第4版.北京：人民卫生出版社，2017.

［4］申文武，李小麟，黄雪花.精神科护理手册［M］.第2版.北京：科学出版社，2015.

［5］金全香，张燕红，陈兆红等.精神分裂症患者幻听自我管理记录单的设计及应用［J］.中华护理杂志，2020，55（7）：1033-1039.

［6］王星星，施忠英.精神分裂症患者幻听症状管理的研究进展［J］.中华护理杂志，2018，53（11）：1395-1398.

［7］樊惠颖，邹海欧，张冲等.精神分裂症患者自我管理类型的研究［J］.中华护理杂志，2014，49（12）：1467-1470.

［8］赵靖平.精神分裂症综合康复技术［M］.长沙：湖南科学技术出版社，2015.

［9］陈曼曼，胜利，曲姗.病人健康问卷在综合医院精神科门诊中筛查抑郁障碍的诊断试验［J］.中国心理卫生杂志，2015（4）：241-245.

［10］王礼军，郭本禹，张磊.认知行为心理治疗分析系统及其在慢性抑郁症中的应用［J］.中国临床心理学杂志，2016，24（4）：766-770.

［11］施忠英，王丽霞，孔庆芳等.在抑郁症患者康复管理中应用支持型自我管理模式的效果评价［J］.中国护理管理，2018，18（2）：236-240.

［12］冯强，赵旭东.焦虑障碍与抑郁障碍的心理治疗策略［J］.中华全科医师杂志，2016，15（5）：340-343.

［13］张景明，周利娜，吴赫南.人际心理治疗与认知行为治疗广泛性焦虑障碍的效果比较研究［J］.中国全科医学，2018，21（z1）：521-522.

［14］柳娜，张宁．强迫症的认知行为治疗［J］．中华行为医学与脑科学杂志，2020，29（11）：1042-1046.

［15］王凯风，范青，宋立升．强迫症物理治疗进展［J］．中国神经精神疾病杂志，2019，45（5）：317-320.

［16］高一鸣，陈珏．进食障碍发病危险因素的研究进展［J］．上海交通大学学报（医学版），2019，39（04）：432-435.

［17］林琳，刘伟佳，吴德平．中国青少年进食障碍研究进展［J］．中国学校卫生，2020，41（5）：797-800.

［18］章晓云，钱铭怡．进食障碍的心理干预［J］．中国心理卫生杂志，2004，18（1）：31-34.

［19］黄烨，陈钰．基于家庭的治疗在进食障碍中的应用［J］．临床精神医学杂志，2020，30（6）：460-462.

［20］赵雅娟，符浩，王勇．网络化认知行为治疗在睡眠障碍中的应用［J］．上海交通大学学报（医学版），2018，38（05）：556-560.

［21］龚明俊，付皆，胡晓飞．运动锻炼干预睡眠障碍效果的Meta分析［J］．中国体育科技，2020，56（03）：22-31.

［22］贾少微．精神活性物质依赖［M］．北京：人民卫生出版社，2013.

［23］侯金余，曹晓斌．阿片类药物替代治疗服务模式的综述［J］．中华流行病学杂志，2018，39（12）：1655-1659.

［24］王姗姗，赵敏．正念防复吸治疗在物质成瘾中的应用［J］．中国临床心理学杂志，2016，24（01）：188-190.

［25］陈言钊，文飞球，周克英等．不同亚型注意缺陷多动障碍患儿的临床特征分析［J］．中国当代儿科杂志，2010，12（09）：704-708.

［26］潘美蓉，钱秋瑾，王玉凤．儿童注意缺陷多动障碍的家庭干预研究（综述）［J］．中国心理卫生杂志，2018，32（01）：24-29.